循证立体定向体部放射治疗及放射外科手册

主编　[美]拉吉妮·A.塞西　　[美]伊戈尔·J.巴拉尼

　　　[美]戴维·A.拉尔森　　[美]麦克·罗奇三世

主译　姚原　白永瑞　蒋马伟

世界图书出版公司

上海·西安·北京·广州

图书在版编目(CIP)数据

循证立体定向体部放射治疗及放射外科手册／(美)
拉吉妮·A.塞西等主编;姚原,白永瑞,蒋马伟译. —
上海:上海世界图书出版公司,2019.11
　　ISBN 978-7-5192-6757-5

　　Ⅰ.①循… Ⅱ.①拉… ②姚… ③白… ④蒋… Ⅲ.
①肿瘤－放射治疗学－手册　Ⅳ.①R730.55-62

中国版本图书馆 CIP 数据核字(2019)第 195394 号

First published in English under the title
Handbook of Evidence-Based Stereotactic Radiosurgery and Stereotactic Body Radiotherapy
edited by Rajni A Sethi, Igor J Barani, David A Larson and Mack Roach III, edition:1
Copyright © Springer International Publishing Switzerland,2016
This edition has been translated and published under licence from
Springer Nature Switzerland AG.
Springer Nature Switzerland AG takes no responsibility and shall not be made liable for the
accuracy of the translation.

书　　名	循证立体定向体部放射治疗及放射外科手册
	Xunzheng Liti Dingxiang Tibu Fangshe Zhiliao ji Fangshe Waike Shouce
主　　编	〔美〕拉吉妮·A.塞西　〔美〕伊戈尔·J.巴拉尼
	〔美〕戴维·A.拉尔森　〔美〕麦克·罗奇三世
主　　译	姚　原　白永瑞　蒋马伟
责任编辑	马　坤
装帧设计	南京展望文化发展有限公司
出版发行	上海世界图书出版公司
地　　址	上海市广中路 88 号 9-10 楼
邮　　编	200083
网　　址	http://www.wpcsh.com
经　　销	新华书店
印　　刷	杭州恒力通印务有限公司
开　　本	787mm×1092mm　1/16
印　　张	13.25
字　　数	220 千字
印　　数	1-2200
版　　次	2019 年 11 月第 1 版　2019 年 11 月第 1 次印刷
版权登记	图字 09-2018-949 号
书　　号	ISBN 978-7-5192-6757-5/ R·514
定　　价	120.00 元

主 译 简 介

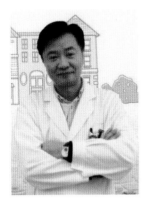

姚原，医学博士，上海交通大学医学院附属第九人民医院放疗科主任医师。本科毕业于上海第二医科大学，后获上海交通大学医学院硕士学位及第二军医大学博士学位。于上海交通大学医学院附属新华医院放疗科及肿瘤科工作21年，2011年任上海交通大学医学院附属第三人民医院肿瘤放疗科主任，2016年任上海交通大学医学院附属第九人民医院（北部）放疗科主任。三次到美国短期进修学习肿瘤放射治疗，临床上主要研究方向为肿瘤的精确放疗及综合治疗，有丰富的临床经验。主编《放射治疗技术（第三版）》《放射生物学》（人民卫生出版社出版，全国高职高专医学影像技术专业规划教材）。以第一作者和通讯作者的身份发表核心期刊和SCI论文19篇。

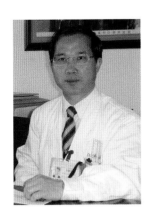

白永瑞，放射肿瘤学博士，上海交通大学医学院附属仁济医院放疗科主任、主任医师。毕业于上海医科大学，获得放射肿瘤治疗学专业博士学位，专业方向为肿瘤放射治疗临床训练与研究。擅长鼻咽癌、胰腺癌、脑瘤、妇科肿瘤及乳腺癌放疗及实体肿瘤的立体定向放射治疗。现任第一届CSCO肿瘤放射治疗专家委员会常委委员兼秘书及CSCO胰腺癌专委会委员，中国医师协会放射肿瘤治疗医师分会委员，上海市疾病预防控制中心肿瘤放射治疗专业委员会副主任委员，上海市抗癌协会鼻咽癌专业委员会副主任委员，上海市医师协会放射治疗医师分会副主任等。获得上海市市卫生局一项和市科委2项课题资助。以第一作者、通讯作者身份在国内外期刊发表文章44篇（其中SCI收录15篇）。参与专著编写6本，科普读物5本。

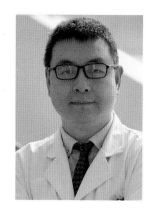

蒋马伟,博士,上海交通大学医学院附属新华医院肿瘤放疗科主任医师。现任中国抗癌协会儿童肿瘤专业委员会全国委员,中国抗癌协会儿童肿瘤专业委员会放疗学组组长,中国研究型医院学会儿童肿瘤专业委员会常委,国家儿童医学中心血液肿瘤专科联盟委员,上海医学会肿瘤放疗分会委员,中法放射肿瘤治疗协会理事会理事。长期从事肿瘤放疗的临床、教学和研究,尤其擅长儿童肿瘤、头颈部肿瘤、盆腔肿瘤的放化疗及肿瘤的综合治疗,对三维及调强放疗有较深的造诣,对欧洲肿瘤的治疗规范有较深的理解。2000 年赴美国旧金山行三维放疗的培训,2003—2006 年为法国巴黎 Hemri Mondor、L'Instituit Gustave Roussy 等著名医院放疗科外籍医师,获巴黎十二大临床博士学位。曾参与和主持多项国际、国内多中心临床研究,发表论文近 30 余篇,其中 SCI 论文 9 篇。

译 者 名 单

主译 姚 原 白永瑞 蒋马伟

译者 (按姓氏笔画为序)

丁继平 马秀梅 王 为 王 芸 王 佳 车莉萍

石雪娇 叶 明 白永瑞 冯 阳 朱传营 华红伟

许 磊 李 栋 吴永欣 吴伯恒 吴 峥 吴健伟

沈奕晨 陆冬青 陈 音 陈海燕 岳 堃 周仁华

周 获 周珺珺 周 晴 荣 玲 胡 斌 查元梓

侯艳丽 姚 原 姚 辉 袁峥玺 夏士安 钱咏梅

徐 欣 高 伟 唐剑敏 黄仁华 曹鸿斌 董 芸

蒋马伟 韩增伟 谢华英 鲍文澜

编 者 名 单

Igor J. Barani，MD
Departments of Radiation Oncology and Neurological
Surgery，University of California，San Francisco，San Francisco，CA，USA

Steve E. Braunstein，MD，PhD
Department of Radiation Oncology，University of California，
San Francisco，San Francisco，CA，USA

Albert J. Chang，MD，PhD
Department of Radiation Oncology，University of
California，San Francisco，San Francisco，CA，USA

Jennifer Chang，MD，PhD
Department of Radiation Oncology，University of
California，San Francisco，San Francisco，CA，USA

Cynthia F. Chuang，PhD
Department of Radiation Oncology，University of
California，San Francisco，San Francisco，CA，USA

Martina Descovich，PhD
Department of Radiation Oncology，University of California，
San Francisco，Helen Diller Family Comprehensive Cancer
Center，San Francisco，CA，USA

Alexander R. Gottschalk，MD，PhD
Department of Radiation Oncology，University of California，
San Francisco，San Francisco，CA，USA

I-Chow Joe Hsu，MD
Departments of Radiation Oncology and Neurological
Surgery，University of California，San Francisco，San
Francisco，CA，USA

David A. Larson，MD，PhD
Departments of Radiation Oncology and Neurological Surgery，
University of California，San Francisco，San Francisco，CA，USA

Angélica Pérez-Andújar, *PhD*
Department of Radiation Oncology, University of California,
San Francisco, San Francisco, CA, USA

David R. Raleigh, *MD*, *PhD*
Department of Radiation Oncology, University of California,
San Francisco, San Francisco, CA, USA

Shyam S.D. Rao, *MD*, *PhD*
Department of Radiation Oncology, University of California
Comprehensive Cancer Center, Sacramento, CA, USA

Mack Roach, *III*, *MD*
Department of Radiation Oncology and Urology, University of
California, San Francisco, San Francisco, CA, USA

Rajni A. Sethi, *MD*
Department of Radiation Oncology, University of California,
San Francisco, San Francisco, CA, USA

Zachary A. Seymour, *MD*
Department of Radiation Oncology, University of California,
San Francisco, San Francisco, CA, USA

Penny Sneed, *MD*
Department of Radiation Oncology, University of California,
San Francisco, CA, USA

Andrew Vaughan, *PhD*
Department of Radiation Oncology, University of California
Comprehensive Cancer Center, Sacramento, CA, USA

Michael Wahl, *MD*
Department of Radiation Oncology, University of California
San Francisco, San Francisco, CA, USA

Sue S. Yom, *MD*, *PhD*
Department of Radiation Oncology, University of California,
San Francisco, San Francisco, CA, USA

推荐序

  立体定向放射外科(SRS)及立体定向体部放射治疗(SBRT)被誉为现代放疗技术的结晶,逐步成为一种主流的放疗技术,在临床上越来越多地发挥其重要性,不仅用于早期恶性肿瘤,而且在晚期患者中也扮演重要的角色。目前,SRS及SBRT治疗在国内的不少肿瘤治疗中心正在轰轰烈烈地开展,但对比国际上的主流治疗中心,在临床经验和治疗实施的安全保障上还有不小的差距。他山之石,可以攻玉。学习国外的先进经验和技术,将来就可以站在巨人的肩膀上,凭借着国内丰富的临床资源,在SRS及SBRT治疗的经验和技术上得到超越式发展。

  这本《循证立体定向体部放射治疗及放射外科手册》总结了美国旧金山加利福尼亚大学丰富的临床治疗经验和近年来在专业杂志上发表的有关研究文章,按疾病部位编写,侧重于SRS、SBRT的具体使用。对治疗技术、相关影像进行了描述,对治疗的安全性和质控也进行了强调,这对大分割治疗尤其重要。这是一本简洁、实用的临床参考手册,主要介绍SRS、SBRT的适应证、治疗技术、疗效以及不良反应,还提供了大量的参考文献让阅读者有进一步的思考余地。

  工欲善其事,必先利其器。在临床实践中,放射治疗专业人员必须结合自己单位的软件和硬件条件建立SRS和SBRT临床应用技术体系。要反对在没有进行前期培训或配置相关专家的放疗中心开展这项技术。这本手册为那些欲开展和已经开展SRS和SBRT治疗的肿瘤治疗中心及相关的工作人员提供了一个进一步学习的平台,希望在不久的将来,国内SRS、SBRT治疗技术可以得到健康、安全和快速地发展,造福于国人。

傅小龙

2019 年 1 月

前　言

随着近年来图像引导放疗、高调制光束、更好的体位固定、肿瘤追踪技术、综合治疗计划系统等一系列高新技术在放疗领域的使用，我们得以更加适形、精准地实施更高剂量的放射治疗。随着这些技术在全世界广泛使用，以大分割和单次治疗为特点的立体定向放射外科、立体定向放射治疗的开展也得到了广泛推广。这本手册将从以下几个方面进行概述：① SRS、SBRT 的历史；② 生物学原理；③ 经典病例介绍；④ 已发表的研究。我们希望放疗专家们可以通过这本手册知晓已有的研究结果，以及怎样治疗类似的患者。但是，我们并不保证这些研究中治疗方式实施的安全性。首先，许多病例的随访时间相对较短。其次，处方之外的一些细节、因素也会显著影响治疗结果。所有的病例均需临床评估，尤其是危及器官邻近高剂量照射区的病例。

与关于 SRS、SBRT 的其他书籍相比，我们旨在为临床提供一本方便、实用的参考手册。该手册主要介绍 SRS、SBRT 的适应证、治疗技术、疗效以及毒性反应。

我们编写这本《循证立体定向体部放射治疗及放射外科手册》，作为我们机构先前出版的《循证放射肿瘤学手册》的并行本。因此，这两本书的内容并不重复。每种疾病相关的解剖、分期、治疗以及随访信息可以参考后者。这本手册按疾病部位编写，侧重于 SRS、SBRT 的具体使用。我们对治疗技术、相关影像进行了描述，对治疗的安全性和质控也进行了强调，这对大分割治疗尤其重要。我们对 SBRT 的毒性反应及相应的处理措施在每个章节都进行了介绍。并且，我们对 SRS、SBRT 的历史进展、生物学原理、治疗实施系统也进行了介绍。最后，我们以附录的形式对正常组织的耐受剂量进行了总结。

为了保证这本书内容的精练，我们限制了每个章节的内容。因此，若读者在临床实践中需要更加详细的信息，希望大家可以参考每章之后的参考文献。

　　这本书中的很多疾病都参照旧金山加利福尼亚大学的治疗方式。我们有幸邀请到了一些在仪器设备、SRS 和 SBRT 领域的精英参与了这本手册的编写。这本手册主要介绍我们中心的经验,同行在专业杂志上独立发表的研究,以及一些国内、国际会议投稿论文。在临床实践中,放射治疗专业人员必须结合自身实际情况开展 SRS 和 SBRT。我们尤其反对在没有进行前期培训或配置相关专家的放疗中心开展这项技术。

　　我们真诚地感谢为我们编写了这本精彩手册的专家们。我们尤其要感谢 Keith Sharee 先生,他为我们带来了忠实和热情的编者评论,并且帮助我们对参考文献和缩略语进行了整理。我们要感谢我们的前辈,他们为这本手册构建了框架,他们的智慧和精神激励我们为了改善患者疗效这一坚定的目标持续前行。没有他们的辛勤付出和奉献,这本手册是不可能完成的。最后,要感谢我们的患者,是他们的勇气每天激励着我们。

拉吉妮·A.塞西,MD;伊戈尔·J.巴拉尼,MD;

戴维·A.拉尔森,MD;麦克·罗奇三世,MD

美国,加利福尼亚,旧金山

(冯阳)

目　录

第一部分
基 础 理 论

第一章　立体定向放射外科(SRS)和体部立体定向放射治疗(SBRT)的介绍 ······ 3
David A. Larson

第二章　立体定向放射外科和体部立体定向放射治疗的放射生物学············ 9
Andrew Vaughan，Shyam S.D. Rao

第三章　立体定向放射外科和体部立体定向放射治疗物理学 ················ 17
Angélica Pérez-Andújar，Martina Descovich & Cynthia F. Chuang

第二部分
临 床 应 用

第四章　颅内肿瘤 ························· 31
David R. Raleigh，Igor J. Barani，Penny Sneed & David A. Larson

第五章　脊柱 ······························ 63
David R. Raleigh，Igor J. Barani & David A. Larson

第六章　头颈部 ····························· 77
Sue S. Yom

第七章　肺 ……………………………………………………………… 85

Steve E. Braunstein，Sue S. Yom & Alexander R. Gottschalk

第八章　消化系统 ……………………………………………………… 113

David R. Raleigh，Albert J. Chang

第九章　泌尿生殖系统 ………………………………………………… 129

Michael Wahl，Albert J. Chang，Alexander R. Gottschalk &

Mack Roach，III

第十章　妇科肿瘤 ……………………………………………………… 143

Zachary A. Seymour，Rajni A. Sethi & I-Chow Joe Hsu

第十一章　软组织肉瘤 ………………………………………………… 151

Steve E. Braunstein & Alexander R. Gottschalk

第十二章　颅外寡转移 ………………………………………………… 161

Jennifer S. Chang，Rajni A. Sethi & Igor J. Barani

附录一　剂量体积标准 ………………………………………………… 175

附录二　缩略语 ………………………………………………………… 183

通信名录 ………………………………………………………………… 193

第一部分
基础理论

第一章
立体定向放射外科(SRS)和体部立体定向放射治疗(SBRT)的介绍

David A. Larson

　　立体定向放射外科(stereotactic radiosurgery,SRS)和体部立体定向放疗(stereotactic body radiotherapy,SBRT)在治疗良恶性病变方面的地位已得到认可,并正日益提高。它们改变了临床医师习以为常的分割方式,与兆伏级放射治疗机、基于影像的治疗计划和调强放疗技术并称为放射肿瘤领域最重要的进步。临床医师们认为,SRS 和 SBRT 技术的发展主要归功于无私奉献的物理师们(Benedict et al.,2008)。在美国 5%~10% 的放射治疗流程是采用 SRS 或 SBRT 的方式进行的,并且目前这些技术和临床结果已成为放射肿瘤学和神经外科学的住院医师们雷打不动的教育课程之一。

历史基础

　　20 世纪 50 年代,神经解剖学家和神经生理学家们使用多种放射源研究并发展了在动物中产生微小的、高度定位的、消融性的中枢神经系统放射性损伤的技术,包括植入性氡针,植入性放射性核素比如^{198}Au 和^{60}Co,X 线加速器以及产生质子和氘核的回旋加速器。立体定向手术发展过程中的先驱,瑞典神经外科医师雷克塞尔(Lars Leksell)意识到这种微小的、准确定位的放射技术同样可以应用于人类。1951 年,他定义了"放射外科"一词,并被认为是放射外科之父。他通过使用多重交叉发射的质子束在山羊、猫和兔子的脑组织中进行了聚焦的单分割实验,以探究使中枢神经系统产生 3~7 mm 大小独立放射损伤灶所需的最佳剂量。他发现在 1～2 周内产生一个孤立损伤灶的最大合适剂量应为单次 20 Gy。20 世纪五六十年代他首创了 X 线和质子线治疗疼痛和活动障碍的立体定向放射外科。1961 年，他使用 3 mm 的交叉发射质子束损毁丘脑核团以控制疼痛。他发明了伽马刀（Gamma Knife），并在 1967 年首次演示了伽马刀的使用步骤。1974 年在神经外科医师鲍勃·兰德（Bob Rand）的指导下，第一台伽马刀作为实验器械安装在加州大学洛杉矶分校（UCLA）。

20 世纪 50 年代的美国，内科医师约翰·劳伦斯（John Lawrence），也就是我们常说的"核医学之父"，在现在被称为劳伦斯伯克利国家实验室（约翰的哥哥欧内斯特在此发明了回旋加速器，为此他获得了诺贝尔奖）的地方通过回旋加速产生的质子、氘核和氦离子进一步发展了高度聚焦消融照射技术。他对垂体功能失调表现了很大的兴趣，并通过使用骨性标记定位，用集束射线束消融垂体进行了犬、大鼠和猴子的多分割剂量/靶区研究。1954 年他发起人体研究，首次在乳腺癌患者中抑制垂体功能，随后用于治疗肢端肥大症。他尝试了多种分割方式，最终确定了 300 Gy/6f、2 周以上完成的治疗计划，可放射消融垂体且不损伤周围的正常组织。

1961 年，麻省总院的神经外科医师威廉·斯威特（William Sweet）和雷蒙德·谢尔伯格（Raymond Kjellberg）首次开展了单次分割布拉格峰（Bragg-peak）质子放疗治疗垂体瘤和脑血管瘤的研究。谢尔伯格检索了人类、猴子和大鼠脑组织放射性坏死病例的相关文献，并将他的发现绘制记录为产生坏死的充分剂量和射线束直径相对的图表，将数据点连线得到一条陡峭的直线，说明了治疗体积和发生坏死的可能性这两者之间的强关联。他的图表指出直径 10 cm 的射线仅需 10 Gy 就可造成坏死，而对于直径 10 μm 的射线则需要 4 000 Gy 的剂量才足够产生坏死（Kjelberg，1979）。根据他的坏死相关图表，他初期的很多 SRS 治疗使用了足以产生放射性坏死的剂量。

欧洲、南美和美国的神经外科医师们相继使用改良直线加速器或钴远距离治疗进一步发展了 SRS 技术。其中最出名的系统之一就是由被雷克塞尔的工作所鼓舞的神经外科医师肯·温斯顿（Ken Winston）和工程师温德尔·鲁茨（Wendel Lutz）开发的直线型 SRS 系统，能够将 100～150 Gy 的超高单次分割剂量的质子线精准传递到脑组织内体积 0.5～2 cm³ 的小病灶上（Lutz et al.，1984）。

SRS 和 SBRT 的发展

尽管上述历史背景涉及聚焦消融损伤,但 20 世纪 80 年代后期随着 SRS 的发展,最大单次分割剂量却趋于缓和,大多数体积在 15 cm³ 以内的靶区采用 20～50 Gy 的单次照射,仅在止痛和运动障碍治疗以及放射切除体积小于 0.1 cm³ 的小病灶时才使用 100～150 Gy 一次的更高剂量。选择这种趋于缓和的剂量很大程度是受到来自包括波士顿(1/86,脑血管瘤)、蒙特利尔(12/12,脑血管瘤)、匹兹堡(8/87,听神经瘤)和旧金山(3/88,脑血管瘤)的北美第一批开展 SRS 工作的放射肿瘤学家和外科医师的影响。尽管从现在看来大部分 SRS 技术和几乎全部的 SBRT 均用于治疗恶性病变,可在这些设备和技术应用于治疗的初期,满世界都是用它们来治疗良性病变的。1987 年,斯特姆(Sturm)发表的 SRS 应用于脑转移上的报道是最早将其应用于恶性病变的报道之一(Sturm et al.,1987)。

SRS 在 20 世纪 80 年代后期和 90 年代前期得到了迅速的发展。神经外科医师肯·温斯顿(Ken Winston)和放射肿瘤学家杰伊·洛夫勒(Jay Loeffler) 1987 年在波士顿组织开办了第一届北美放射外科会议,并吸引了 100 位登记注册的会员。1988 年在新奥尔良举办的 ASTRO 年会上,放射肿瘤学家戴维·拉森(David Larson)主办的 ASTRO 第一期放射外科进修班吸引了大约 400 位成员。1990—2000 年,北美接受 SRS 治疗的患者人数从 600 人/年增长到了 12 000 人/年,同时期与 SRS 相关的出版物的发表数量也从 50 篇/年增长到了 200 篇/年。

SBRT 与 SRS 基于相似的原则,发展要晚上 10 年。斯德哥尔摩市卡罗琳斯卡医院的瑞典物理师英格玛·拉克丝(Ingmar Lax)和放射肿瘤学家亨里克·布洛姆格林(Henric Blomgren)对于在他们机构实施的脑部 SRS 流程非常熟悉。他们认为虽然体部的定位和固定更加复杂,但在一个或数个聚焦传导框架的辅助下,脑部以外的体部病灶理论上可以获得相似的局部控制结果。他们在 1994 年描述了他们的技术(Lax et al.,1994),并在 1995 年报道了 31 位患者的临床结果,包含位于肝脏、肺和腹膜后的 42 个恶性病灶,获得了 80% 靶区病灶的局控,并给定了 50% 等剂量面的处方剂量(Blomgren et al.,1995)。戴维·

拉森在 1993 年作为观察者访问了卡罗琳斯卡医院，他将这项技术带回了加州大学旧金山分校，并在 1993—1995 年用这种办法治疗了 150 位患者。因此，SRS 和 SBRT 的起源均可以追溯至卡罗琳斯卡医院。

标准分割 vs 大剂量分割

法国放射肿瘤学家亨利·库塔（Henri Coutard）和弗朗索瓦·巴克莱丝（Francois Baclesse）被誉为标准分割治疗的杰出先驱，他们在 20 世纪 20 年代至 40 年代间在巴黎尝试了多种分割计划治疗喉癌和乳腺癌，治疗时长为 2 周至 10 个月不等，他们发现无并发症控制率，也就是常说的治疗比，在 6~8 周时达到高峰，这个观点被曾在巴黎培训的美国人吉尔伯特·弗莱彻（Gilbert Fletcher）所认同，并经由全世界多年的临床经验所验证。1997 年放射肿瘤学家伊莱·格拉斯坦（Eli Glatstein）评价："如果库塔和巴克莱丝没有探索分割模式，放疗可能会因为单次治疗的缺陷而逐渐被世人抛弃忘记。确实，这个世纪的前 50 年我们花了大量的时间明白了足够大的剂量可以杀灭大量的肿瘤细胞（10 logs），但却难以保证安全的实施。而分次放疗却让我们有机会探索再增殖、周期时相再分布、再氧合和再修复。"

尽管如此，临床学家已经发现以 SRS 和 SBRT 为基础的大剂量分割技术可以安全有效地用于良恶性疾病的治疗，如脑部病灶、初治或者复发的非小细胞肺癌、前列腺癌、肾上皮细胞癌和肝细胞癌，此外还可用于肺、肝、脊柱和脑部寡转移病灶的治疗。这与已经建立的标准分割放疗的作用似乎有所矛盾，实际上人们如果认识到以往常规放疗时，接受足剂量照射的正常细胞数量比受照肿瘤细胞数量多出数个数量级，就会明白两者并不冲突。在 SRS 和 SBRT 治疗模式下，正常细胞足量照射的数量仅为受照肿瘤细胞数量的 1/10。如果正常组织细胞不再受照，那么标准分割模式中由再增殖和再修复带来的临床获益必然减少。同样的，如果靶区内 BED 可以安全的提高，那么标准分割模式中再氧合和细胞周期时相再分布带来的临床可测获益也将减少。

当分割次数为 1~30 次时，对于像听神经瘤、脑膜瘤和脑转移瘤这样的小体积肿瘤，报道的无并发症控制率曲线似乎相对平缓，对于最大径 3~5 cm 以上的稍大靶区,控制率曲线的峰大致位于5次分割时,造成这种现象的原因可能在于愈发重要的再氧合效应和较大靶区导致更多的正常组织受照。然而,人们认识到尽管几乎可以确定高度聚焦的SRS或SBRT的最优分割次数远低于30次,但准确次数仍不清楚。

总结

总体来说,临床结果表明对于位于大多数组织结构和解剖位置的高度选择的小体积靶区,1～5次SRS或SBRT分割可以带来更好的无并发症控制率。接下来的章节将会具体阐述,但医师的判断依然是最重要的,加州大学旧金山分校放射肿瘤系前主席弗朗茨·布施克(Franz Buschke)写给一位咨询医师的信中有一句话用在此处十分恰当:"库塔告诉我们放射病的发生率与放疗医师的无能相关。"(写给一位咨询医师,1952)

术语

在本手册中使用的术语"SRS"和"SBRT"分别适用于中枢神经系统和非中枢神经系统的解剖位置,两者均涉及在1～5次分割下传递高生物有效剂量至小而集中、界限清楚的靶区,并最大限度地限制非靶区剂量。在美国,这个术语被美国医学会(American Medical Associantion,AMA)现行操作术语(CPT)、AMA专业学会相关评价量表(RVS)、更新委员会(RUC)、医疗保险和医疗补助服务中心(CMS)和大多数商业付款人所接受。替代术语如"SABR"("立体定向消融放疗"或"立体定向脑部消融放疗"或"立体定向体部消融放疗")则更受一些营销人员的青睐。

(吴健伟)

参考文献

Benedict S H,Bova F J,Clark B,et al. Anniversary paper:the role of medical physicists in developing stereotactic radiosurgery. Med Phys. 2008，35(9)：4262－4277.

Blomgren H，Lax I，Naslund I，et al. Stereotactic high dosefraction radiation therapy of extracranial tumors using an accelerator. Clinical experience of the first thirty-one patients. Acta Oncol. 1995，34(6)：861－870.

Kjelberg R. Isoeffective dose parameters for brain necrosis in relation to proton radiosurgical dosimetry. Stereotactic cerebral irradiation. INSERM symposium no 12：proceedings of the INSERM Symposium on Stereotactic Irradiations held in Paris (France)，13 July 1979. G. Szikla. Amsterdam；New York，New York，Elsevier/North- Holland Biomedical Press；sole distributors for the USA and Canada，North Holland：Elsevier，1979：157－166.

Lax I，Blomgren H，Naslund I，et al. Stereotactic radiotherapy of malignancies in the abdomen. Methodological aspects.Acta Oncol. 1994，33(6)：677－683.

Leksell L. The stereotaxic method and radiosurgery of the brain.Acta Chir Scand. 1951，102(4)：316－319.

Lutz W，Winston K，Maleki N，et al. Stereotactic radiation surgery in the brain using a 6 MV linearaccelerator. Int J Radiat Oncol Biol Phys. 1984，10 Suppl 2：189.

Sturm V，Kober B，Höver K H，et al. Stereotactic percutaneous single dose irradiation of brainmetastases with a linear accelerator. Int J Radiat Oncol Biol Phys. 1987，13(2)：279－282.

第二章
立体定向放射外科和体部立体定向放射治疗的放射生物学

Andrew Vaughan，**Shyam S.D. Rao**

在放疗发展历史上，前 IGRT 时代，与临床治疗相关的放射生物学就已经得到了一定发展，当时是正常组织接受大量的、长时间的辐照：这种常规的分次治疗，通常设计为 1.8～2.0 Gy/次，共计 30～35 次，持续 6～7 周。这种治疗的生物学效应已可以通过再修复、再氧合、再分布、再增殖以及放射敏感性（不常用的）等参数来评估。大分割治疗可能会改变这些参数的影响或重要性。

再修复

普遍认为，受照射的正常组织比肿瘤能更好地对 DNA 损伤的重复性周期做出响应，这与具有转化特征的损伤修复系统中的内在畸变有关（Jackson & Bartek，2009）。因此，多次分割照射逐渐将正常组织与肿瘤的毒性反应分开。在 SRS/SBRT 中，分割次数的大大减少，限制了这种差异反应的幅度，当然由于精确剂量传递导致相应的正常组织损伤也减少了。随着修复的机会减少，所传递的剂量毒性更大，这一特征与稍后讨论的线性二次方程的 β（二次）项有关。单个 DNA 断裂点用修饰的组蛋白 γH2AX 标记，在断裂周围的超大的、Mbp 级的 DNA 片段，可以用标记抗体显示（Valdiglesias et al.，2013）。断裂本身由 MRE11、Rad50 和 Nibrin 组成的 MRN 复合体标记，它将两侧断端连接在一起。单个断裂可以通过下列三种方法中的一种——同源重组（HR）、非同源端连接（NHEJ）或微同源中介端连接（MMEJ，也称为备用 NHEJ）来修复。这三种修复途径引起错误修复的机会是按上述顺序增加的（HR＜NHEJ＜MMEJ），从而产生致命的畸变，如双着丝粒的重排。

再氧合

肿瘤通常表现出局部低氧（≤10 mmHg）。由于缺乏对自由基损伤的固定，乏氧是一种有效的剂量调节剂，可使辐照抗性增加 3 倍。常规分割治疗通过治疗后体积缩小的肿瘤对整体氧气需求的减少来促进再氧合。在治疗后期，残余的低氧细胞可能会重新氧合，从而被根除。SRS/SBRT 由于缩短治疗时间和缩减分割次数，在触发和利用再氧合方面处于理论劣势，其显著意义还有待于进一步的探索。在早期的临床试验中，乏氧细胞增敏剂，如硝基咪唑，显示出良好的效果，但是近期更多的临床试验表明其效果甚微，因而尚未得到广泛的临床认可（Reddy & Williamson，2009；Rischin et al.，2010）。乏氧细胞增敏剂在 SRS/SBRT 时应用可能更合适，因为乏氧细胞增敏更能满足 SRS/SBRT 的治疗需求；同时由于治疗时间缩短，相应的毒性反应也会减轻。单独的乏氧肿瘤含量是一项独立于辐射效应的不良预后因素。单纯手术治疗加剧乏氧状态，不利于控制局部复发和远处转移（Hockel et al.，1996）。一个有趣的实验表明，大分割照射（＞10 Gy）通过刺激位于细胞膜上的酸性鞘磷脂酶释放促凋亡化合物神经酰胺来激活内皮细胞快速凋亡反应，即单次剂量辐射治愈肿瘤依赖于这条内皮细胞应激通路的激活（Fuks & Kolesnick，2005）。这就提出了一种可能性，即初始大剂量分割通过改变肿瘤血流灌注或乏氧状态，可能影响后续分割的治疗反应。这些效应还有待进一步的修正，包括乏氧引发 HIF1α/IF1β 升高，进而激活 VEGF（一种促血管新生因子）转录，以及更广泛的效应，如 ATM/ATR 介导的细胞周期检查点控制以及通过抑制 RAD51 来降低同源重组的修复能力等（Chan et al.，2008；Hammond et al.，2003）。

再增殖

Withers 等人在早期的一项关键临床数据分析中发现，经过大约 3 周的放射治疗后,可以观察到肿瘤产生再增殖现象,而这种再增殖需要额外追加剂量才能得到控制(Withers,1985)。传统的连续性分割治疗是防止治疗时间延长的经验性的解决方法。在 SBRT 和 SRS 的情况下,采用对肿瘤具有致死剂量的大分割治疗应该可以减少任何肿瘤克隆的扩增,特别是对于处在快速增殖期的肿瘤具有显著优势。

再分布

常规和低分次放疗都可以选择性地杀死细胞周期中最敏感的 G2/M 期的细胞,从而留下相对抵抗辐照的细胞。由于肿瘤细胞亚群存在不同的增殖速度,以及预测后续照射的理想时间十分复杂等原因,利用这种同步优势的可能性目前为止尚未被证实。然而,当细胞进入放射敏感阶段时,减少分割的次数确实会改变细胞群的照射概率。

放射敏感性

放射敏感肿瘤来源的肿瘤细胞比那些来源于放射不敏感肿瘤的肿瘤细胞(如胶质母细胞瘤)更具放射敏感性(Malaise et al.,1987;Deacon et al.,1984)。尽管发现不同类型肿瘤的放射敏感性在低剂量(常规分割)中存在显著差异,但在高剂量区剂量-反应曲线的指数部分,这种放射敏感性的差异并没有被观察到(Malaise et al.,1987)。因此,由于个体肿瘤细胞存在放射敏感性、多样性,从而导致辐照对肿瘤的杀伤存在差异,而 SRS/SBRT 会减轻这种差异。肿瘤干细胞已经在乳腺、大脑和其他部位的实体肿瘤中被发现(Al-Hajj et al.,2003;Singh et al.,2004)。这些肿瘤干细胞明显具有更强的放射抵抗性,可能是因为通过提高 CHK1/2 细胞周期调控点的功能从而增强了 DNA 修复能力(Bao et al.,2006)。SRS/SBRT 分割剂量的增加和治疗时间的缩短,可能会增加放射抵抗的肿瘤干细胞的杀灭机会。

细胞死亡

使用克隆形成试验能够最好地评估辐照致死率:单个有活力的细胞在培养

条件下通过 5~6 次细胞分裂,最后形成可数的克隆。利用这一方法绘制剂量与存活率的对数关系时,大多数人类肿瘤细胞的剂量-反应生存曲线呈现一个初始的肩区形状以及随后的单纯指数分布形式。这是评估常规治疗和 SRS/SBRT 治疗之间死亡率差异的一个关键特征。对于那些死亡的细胞来说,有丝分裂突变是肿瘤最常见的致死途径。在这条途径中,辐照导致两条染色体断裂,然后发生新的融合。如果融合衍生的染色体结构包含两个着丝粒(每个双着丝粒为 1 例),它可能附着在有丝分裂纺锤体的两端并限制细胞的物理分裂,从而杀死细胞。其他途径如自噬、坏死或衰老都可能是辐照致死率的次要原因。自噬被观察到将细胞器、细胞膜和细胞质包裹成自噬体;坏死会释放细胞因子引发炎症;在细胞衰老时细胞停止分裂,这与 β-半乳糖苷酶升高、衰老相关的异染色质簇集(SAHP)和 DNA 裂解有关。然而,有丝分裂突变可能引发有丝分裂阻滞,从而出现细胞凋亡表型(核碎裂、caspase 3 和 9 激活、bax 升高、bcl2 降低)(Surova & Zhivotovsky,2013)。如上所述,高剂量的 SRS/SBRT 可能选择性地触发内皮细胞的凋亡,从而影响肿瘤调控(表 2-1)。

表 2-1　根据放射生物学的"5R"原则,从放射生物学角度
比较 SRS/SBRT 的优点和缺点

参　量	SRS/SBRT 缺点	SRS/SBRT 优点
再修复	将肿瘤反应与正常组织毒性区分开来的损伤和修复周期的数量受限	肿瘤靶向性的改进,降低了对正常组织的使用剂量,减少了分割的次数
再氧合	更少的治疗周期可能减少分次间的再氧化,从而增加放疗抵抗性	无
再增殖	无	在较短的治疗过程中大量减少或消除肿瘤的再增殖——特别是对辐照有抵抗性的肿瘤干细胞更有效
再分布	分割次数的减少将影响剩余存活细胞的细胞周期分布。虽然再分布可能有利于分次放疗,这为在其敏感细胞周期状态下捕捉细胞提供了更大的可能性,但是其临床意义是未知的	
放射敏感性	无	在细胞生存曲线的肩区主要观察到多对数细胞杀伤降低了肿瘤放射敏感性的差异。单一肿瘤剂量>10 Gy 可能触发内皮细胞凋亡

细胞生存模型

用来描述细胞生存曲线的线性二次（LQ）方程是基于常规（非 IGRT）分割技术建立起来的，用以评估肿瘤和会发生晚反应的正常组织对不同分割治疗计划的反应（方程 2.1）。存活分数（SF）与剂量 D 的线性项和二次项均有关：

$$\text{SF} = e^{-\alpha D + \beta D2} \tag{2.1}$$

在简化式中，组织或肿瘤反应的差异可以用 BED 来计算。BED 是生物有效剂量，通过放疗分割剂量 d 和放疗次数 n 获得（方程 2.2）。对于大多数肿瘤而言，晚反应组织的 α/β 的平均值通常取 3（Gy₃），而早反应组织则取 10（Gy₁₀）：

$$\text{BED} = nd \left(1 + \frac{d}{\alpha/\beta} \right) \tag{2.2}$$

由 IGRT 技术带来的不断变化的前景中，SRS/SBRT 集增加分割剂量和更好的肿瘤/正常组织区分等优点于一体。当试图用生物等效剂量推导常规分割与 SRS/SBRT 分割时，会导致不一致性。

主要的问题是，LQ 方程描述了连续弯曲的剂量-反应曲线（βD2 成分），而最常观察到的是初始肩区形状之后的单纯指数形式。因此，使用方程 2.2 来预测 SRS/SBRT 治疗的生物有效剂量很可能会高估毒性反应。许多修正模型已被提出用来减少这种差异。这些已发表的模型中，Park 等人提出的通用生存曲线（USC）提供了一种直接方法，将多靶区剂量反应模型移植到标准 LQ 方程上（Park et al., 2008）。这个模型更好地反映了简单生存曲线辐照致死性的生物学意义，但仍不能解决上述与 SRS/SBRT 相关的临床反应中的许多差异。该领域的专家们在这个问题上仍存在分歧：一些人认为 LQ 线性关系仍然有效，另一些则不那么信服（Park et al., 2008；Guerrero & Li，2004；Shibamoto et al., 2012）。对 SRS/SBRT，使用方程 2.2 进行的简单计算证实了其与使用基于 LQ 方程计算的 BED 结果存在显著差异（表 2 - 2）。我们建议：相对于传统分割方式，建立一个有效的 SRS/SRBT 计划分次方案，这样 LQ 方程可提供在 6～10 Gy 分割剂量范围内等效剂量的适当估算。高于这个剂量，应用 LQ 方程将难以与常规分割计划进行比较。当然，在所有生物有效剂量计算的应用中，计算结果只能作为一个参考。

由于这种方法越来越多被使用，涉及 SRS/SBRT 中与正常组织毒性相关的临床问题，应根据经验和相关临床文献建立的剂量限制和组织耐受情况加以重视。

表 2-2   等效生物剂量 BED 计算

计　　划	BED Gy$_3$	BED Gy$_{10}$
2 Gy×30	72	100
20 Gy×3	180	460

（王　佳　车莉萍　李　栋）

参考文献

Al-Hajj M，Wicha M S，Benito-Hernandez A，et al. Prospective identification of tumorigenic breast cancer cells.Proc Natl Acad Sci USA，2003，100：3983-3988.

Bao S，Wu Q，McLendon R E，et al. Gliomastemcells promote radioresistance by preferential activation of the DNA damageresponse. Nature，2006，444：756-760.

Chan N，Koritzinsky M，Zhao H，et al.Chronic hypoxia decreases synthesis of homologous recombination proteins to offset chemoresistance and radioresistance. Cancer Res. 2008，68：605-614.

Deacon J，Peckham M J，Steel G G.The radioresponsiveness of human tumours and the initial slope of the cell survival curve. Radiother Oncol，1984，2：317-323.

Fuks Z，Kolesnick R.Engaging the vascular component of the tumor response. Cancer Cell，2005，8：89-91.

Guerrero M，Li X A. Extending the linear-quadratic model for large fraction doses pertinent to stereotactic radiotherapy. Phys Med Biol，2004，49：4825-4835.

Hammond E M，Dorie M J，GiacciaA J.ATR/ATM targets are phosphorylated by ATR in response to hypoxia and ATM inresponse to reoxygenation. J Biol Chem，2003，278：12207-12213.

Hockel M，Schlenger K，Aral B，et al.Association between tumor hypoxia and malignant progression in advanced cancer of the uterine cervix. Cancer Res，1996，56：4509-4515.

Jackson S P，Bartek J.The DNA-damage response in human biology and disease. Nature，2009，461：1071-1078.

Malaise E P，Fertil B，Deschavanne P J，et al. Initial slope of radiation survival curves is characteristic of the origin of primary and established cultures of human tumor cells and fibroblasts. Radiat Res，1987，111：319-333.

Park C，Papiez L，Zhang S，et al. Universal survival curve and single fraction equivalent dose：useful tools in understanding potency of ablative radiotherapy. Int J Radiat Oncol Biol Phys，2008，70：847 - 852.

Reddy S B，Williamson S K. Tirapazamine：a novel agent targeting hypoxic tumor cells. Expert Opin Investig Drugs，2009，18：77 - 87.

Rischin D，Peters L J，O'Sullivan B，et al. Tirapazamine，cisplatin，and radiation versus cisplatin and radiation for advanced squamous cell carcinoma of the head and neck （TROG02.02，HeadSTART）：aphase III trial of the Trans-Tasman Radiation Oncology Group.J Clin Oncol，2010，28：2989 - 2995.

Singh S K，Hawkins C，Clarke I D，et al. Identification of human brain tumour initiating cells. Nature，2004，432：396 - 401.

Shibamoto Y，Otsuka S，Iwata H，et al. Radiobiological evaluation of the radiation dose as used in highprecision radiotherapy：effect of prolonged delivery time and applicability of the linear-quadratic model. J Radiat Res，2012，53：1 - 9.

Surova O，Zhivotovsky B. Various modes of cell death induced by DNA damage. Oncogene，2013，32：3789 - 3797.

ValdiglesiasV，Giunta S，Fenech M，et al. GammaH2AX as a marker of DNA double strand breaks and genomic instability in human population studies. Mutat Res，2013，753：24 - 40.

Withers H R. Biologic basis for altered fractionation schemes. Cancer，1985，55：2086 - 2095.

第三章
立体定向放射外科和
体部立体定向放射治疗物理学

Angélica Pérez-Andújar, Martina Descovich & Cynthia F. Chuang

要点

■ 分1～5次给予高剂量放疗(高生物等效剂量)。

■ 结合图像引导解决方案和立体定向坐标系的高精度放射治疗实施技术。

■ 具有剂量梯度大、适形度高的剂量分布。

■ 在考虑到靶区勾画中的各种不确定性的情况下,尽量减小靶区外放大小。

■ 需要严格的质量保证程序以及包含图像、扫描定位、治疗计划、图像引导、运动管理和计划实施的一系列端到端的验收流程。

基本原理

■ 由最初用于治疗颅内病变的放射外科学(Leksell,1983)快速发展形成。

■ 同时包含了颅内立体定向放射外科(SRS)以及颅外体部立体定向放射治疗(SBRT)。

■ AAPM TG‐101号报道对于正常组织的受照剂量范围给出了具体的建议(表3‐1)。

■ 患者的摆位和固定的装置取决于治疗部位、治疗平台,以及治疗系统探测和纠正治疗期间患者位置变化的能力。

■ 立体定向治疗的坐标系统来自有创固定装置(头架)或者影像系统(无框架式

放射外科)。

- **SRS**:立体定向头架系统是将头架通过钉子固定于患者颅骨上(Khan,2003);无框架式系统包括了热塑形面膜、反光标记点和真空辅助咬嘴。
- **SBRT**:包括了体部固定架、体模以及真空负压成型垫(表3-2)。

表3-1　常规放疗与立体定向放疗(SRS/SBRT)比较

特　点	常　规　放　疗	SRS/SBRT
单次处方剂量	≤3 Gy	≥5 Gy
分割次数	≥10	≤5
剂量分布	剂量均匀(最大 PTV 剂量为105%~110%)	剂量不均匀(最大 PTV 剂量为110%~200%)[a]
PTV 外剂量梯度	逐渐跌落	快速跌落
处方等剂量线	≈90%~95%	≈50%~95%[a]
靶区定义	肿瘤可能没有明显的边界	靶区边缘明确
PTV 外扩	厘米级	毫米级

[a]SRS/SBRT 计划的不均匀性和处方等剂量线很大程度依赖于所使用的治疗技术
修改自 Linda Hong 的报告(Benedict et al.,2010;Hong,2012)

表3-2　目前商用 SBRT 固定装置精度报告

部　位	系　　统	精度(mm)
肺	医科达体部固定架	1.8~5
	MI 体部固定架	2.5~3
	Leinbinger 体部固定架	2~4.4
肝	医科达体部固定架	≤4.4
	MI 体部固定架	≤3.2
	Leinbinger 体部固定架	1.8~4.4
脊柱	MI 体部固定架	≈1
	Body cast	≈3
	金标追踪	2

(Taylor et al.,2011)

- **SRS/SBRT 治疗验证影像技术**(Murphy et al.,2007;German et al.,2001;Broderick et al.,2007;Li et al.,2008;Jin et al.,2008):包括了二维兆伏

级的电子射野影像装置(EPID)。

- KV 正交式摄片系统
- MV 锥形束 CT
- KV 锥形束 CT
- MV 螺旋 CT
- 联体式诊断 CT
- 4D CBCT
- 红外影像
- 射频追踪

- SBRT 运动管理技术之呼吸运动管理(如 4DCT 用于 ITV 的勾画)。

腹部压迫：用于减少呼吸带来的靶区偏移。

- 屏气技术：仅当患者屏气时进行放射治疗。
- 门控技术：在特定呼吸时相中进行放射治疗。
- 动态靶区追踪：照射野将根据连续变化的靶区位置进行实时追踪再瞄准。优点：① 无需对 ITV 进行外扩；② 治疗时不会被中断；③ 治疗过程中可同时将靶区运动变化和呼吸运动的影响考虑进去。

SRS/SBRT 治疗参数

- 靶区体积：ICRU 50 号和 62 号报告中对于 GTV、CTV、PTV 以及 ITV 的定义同样适用于 SRS 和 SBRT 计划(Medin et al.，2010；ICRT，1993)。PTV 的外放取决于治疗部位、治疗设备、固定技术以及图像引导的频率。对于 SBRT 而言通常外放为 2~5 mm。
- 剂量适形度：高剂量体积和靶区高度适形。
- 剂量不均匀性：热点落在靶区内不仅是可以接受的，更是我们希望得到的。根据不同的治疗设备和治疗计划系统，处方剂量通常给到最大剂量的50%~90%剂量线范围上。
- 剂量梯度：相比于常规三维适形放疗，SRS/SBRT 计划中靶区外的剂量跌落比较陡，正常组织的高剂量受照区域保持最小。
- 射线能量：从穿透性和半影两个特性综合来考虑，6 MV 光子更适合 SRS 和

SBRT。许多技术运用了非均整块射野。

■ 照射野适形：照射野通过准直器形成小野，准直器种类包括重金属圆筒（直径为 4~60 mm），多叶准直器（MLC）或者小多叶准直器（叶片宽度为 2.5 mm）。基于三维适形、调强照射野、动态旋转适形和这些技术组合的发展，多叶准直器和小多叶准直器可用来实施治疗计划。

■ 治疗实施可以通过共面治疗也可以是非共面治疗。

■ 圆筒照射野比小多叶准直器有着更陡的半影。

■ 射野几何参数：有多个同中心不重叠照射野对着一个靶区照射的方式；有用 5~12 个共面或者非共面照射野；有 1 个或 2 个共面或非共面拉弧照射野；有连续的旋转扇形束照射野；也有用上百个非共面笔形束针对靶区不同部分（非同中心射野）或者相同部分（同中心射野）照射的方式。

计划优化

■ 正向计划：手动设置射野参数、射野形状以及权重，直到满意的剂量分布。

■ 逆向计划：设置计划中靶区和正常组织的目标函数，优化算法基于最小化损耗函数值的条件下，计算出射野形状和权重大小。

计划分类

■ 三维适形放射治疗（3D - CRT）：适形计划通常是正向计划。对于一些容易移动的靶区来说，适形计划更有优势，因为靶区总是在开放的射野内。

■ 调强放射治疗（IMRT）：调强放疗属于逆向计划（但野中野计划属于正向计划）。

■ 旋转治疗（RapidArc，VMAT）：有动态旋转治疗和容积调强旋转治疗。

剂量计算算法

■ 笔形束算法是利用粒子输运路径长度矫正的方法来把组织不均匀性考虑进去，在电子不平衡状态下不够精确。在这种情况发生时，临床大多使用蒙特卡罗算法和卷积迭代算法，这两种算法对于次级电子输运过程中的非均匀性物质矫正有着更高的精度保证。

■ 计算网格：应该小于 $2\ mm^3 \times 2\ mm^3 \times 2\ mm^3$。

治疗平台和不同平台的比较

可以使用不同类型的机器进行 SRS 和 SBRT 治疗，这些机器可以产生 X 线、伽马射线或者粒子射线（表 3 - 3 和表 3 - 4）（Combs et al.，2012；Dieterich & Gibbs，2011；Soisson et al.，2006）。

■ 机械臂式的放射外科系统（射波刀）。
■ 螺旋断层 TOMO 治疗机。
■ 伽马刀。
■ 其他基于直线加速器的治疗系统。

质量保证与患者安全

■ AAPM TG 101 号报告第 VII.B 部分注明了在使用 SRS 或者 SBRT 时，必须对整个系统进行一系列特殊的测试，包括每个步骤的单项测试和整个系统的测试（Benedict et al.，2010）。
■ 系统化治疗设备精度验证需要做到以下几点：
　■ CT/MR 影像。
　■ 图像融合的不确定性。
　■ 计划的剂量计算。
　■ 靶区位置精度。
　■ 剂量输出精度。
■ 这部分内容主要着重于靶区的位置、图像引导系统质量保证和剂量学质量保证。

靶区位置精度

■ SBRT 和 SRS 治疗的位置精度要求是最高的。
■ Winston - Lutz 测试是剂量学靶区位置精度的标准测试法，针对无框架式

表 3 - 3　SRS/SBRT 不同治疗平台的特点

技　术	治 疗 机 器	射 线 类 型	剂　量　率	照 射 野 设 计	照射野准直系统
射波刀	装有机械手臂的紧凑型加速器	6 MV 非均整光子线	最高到 1 000 MU/min	上百个非共面射野不能背面野	12 个内部可变换钨制锥筒;不同孔径准直器;MLC(目前临床还未使用)
Tomo 治疗	装有波导系统的螺旋 CT 式加速器	6 MV 非均整光子线	等中心 850 cGy/min		二进制 MLC(64 片大 0.625 cm 宽)
伽马刀	192 个(Perfexion)或 201 个(B - 4C 型)钴- 60 放射源	1.17~1.33 MeV 伽马射线	放射源初始活度 6 000 Ci 时,焦点处>3 Gy/min		钨制锥筒预先分为 8 个象限(Perfexion);4 种内部可变换的准直器帽盖(B - 4C 型)
基于加速器治疗系统	基于机架等中心旋转的直线加速器	多种光子能量(6 MV, 10 MV,15 MV,18 MV;均整和非均整)、电子线能量	600~2 400 MU/min		5 mm 标准多叶准直器或者 2.5 mm 小多叶准直器

技　术	射 野 大 小	照 射 野 设 计	治 疗 时 间
射波刀	圆形野, 半径为 5~60 mm	上百个非共面射野不能背面野	时间长(20 min~1.5 h)
Tomo 治疗	最大射野 40 cm 长,层厚 1 cm,2.5 cm 和 5 cm	治疗随着机架旋转,治疗床移动和多叶准直器运动同步进行	时间短(15~30 min)
伽马刀	4 mm,8 mm,16 mm(Perfexion); 4 mm,8 mm,14 mm,18 mm (B - 4C 型)	多个等中心(多靶点)	时间长(近 1 h)
基于加速器治疗系统	标准 MLC 40 cm × 40 cm 大小射野,micro-MLC 12 cm×14 cm	多个等中心照射野, 共面和非共面静态照射, 共面和非共面拉弧照射	速度快(15~30 min)

表 3 - 4　图像引导方法

技　术	影 像 系 统	影像采集频率	图像配准算法	运 动 管 理
射波刀	二维各 45° 正交 X 线图像	每 15~150 s（通常 30~60 s）	DRR 实时影像自动配准算法（骨、标记点、脊椎、肺）	同步呼吸运动追踪
Tomo 治疗	三维 MVCT	每次治疗前	基于骨性或软组织对计划 CT 图和 MVCT 图进行自动配准	无
基于加速器治疗系统（Varian-Truebeam, Elekta-Versa）	二维 KV 或 MV 图像、二维透视图像、三维 KV CBCT、三维超声引导、红外追踪系统	根据图像类型在治疗前或治疗中	基于骨性或软组织信息，对计划 CT 图和 CBCT 图像进行自动配准；三维超声图像同样可以进行自动配准	利用二维透视图像或者四维 CBCT 图像对门控治疗进行验证

SRS 和 SBRT 的位置精度，也是同样的测试步骤（Medin et al.，2010；Solberg et al.，2008）。

■ 患者治疗靶区位置精度的保证，射波刀和基于加速器治疗系统是通过立体定向 X 线或 CBCT 来实现的，伽马刀是通过立体定向头架来实现的。

图像引导系统质量保证

■ 图像等中心的日检。
■ SBRT 治疗当天需做简单的位置精度检查。

图像引导影像系统

■ KV‑CBCT 和 MV‑CBCT 系统都需要做到以下几点：
  ■ 治疗中心与扫描中心一致性必须校准。
  ■ 校准加速器和影像系统中下沉和弯曲的因素。
  ■ 确保图像引导系统整个过程的几何精度（Bissonnette，2007；Bissonnette et al.，2008）。
■ AAPM TG 142 号报告针对医用直线加速器质量保证做了规定，其中表 6 是质量保证的建议要求以及针对平板摄片和 CBCT 拍片的频次要求。包括：
  ■ 安全性和功能完整性。
  ■ 几何精度：图像等中心精度、二维和三维图像配准精度、图像放大后的精度、机架旋转中的图像等中心精度。
  ■ 图像质量：对比度分辨率和空间分辨率、HU 线性和均匀性、层间空间线性和层厚（Klein et al.，2009）。
■ 具体要求的测试列表和允许误差范围可以参考 TG‑142 号报告。

图像引导系统的治疗床移动精度

需要验证机械床的移动精度：
  ■ 确保图像引导设备的使用和工作流程正确。
  ■ 确保图像配准软件和远程控制床之间的通信连接通畅。
  ■ 使用"残差校准误差"方法（详见 TG‑179 报告）。

■ 根据 TG‐179 报告(Bissonnette，2007)，移动精度值应该近似 0±2 mm。

剂量学质量保证

验证测量与治疗计划输出
■ 验证测量必须在治疗计划系统验收后和 SRS/SBRT 项目开展前完成。
■ 验证测量的完成才能保证治疗计划系统计算的准确性和图像引导系统、追踪系统的准确使用。

测量内容
■ 简单方野和圆形锥筒输出剂量测量：百分深度剂量和能量的测量数据与计划系统计算数据相比较。
■ 应该对简单三维计划和静态调强计划进行设计、实施以及剂量验证，保证计算和治疗的准度。
■ 测量必须包括所有使用的可能的照射野尺寸和不同的追踪方法(如 KV 影像系统、锥形筒和射波刀不同的追踪算法)。
■ 治疗多个部位时，双中心或者多中心计划需要进行确认。
■ 在 SRS/SBRT 的端到端验证测试中，小面积野的剂量学验证需要尤为小心，因为这些小野会影响整个机器验收的不准确性和计划剂量的不确定性。

常规质量保证项目
■ 常规质量保证测量内容在 SRS/SBRT 项目开展后就必须实行，以保证这些治疗的剂量准确。
　■ 射野稳定性测试包含：
　　■ 日检照射野的输出剂量和能量(表 3‐5)。
　　■ 当 SBRT 或 SRS 治疗使用小多叶准直器或者高精度多叶准直器时，容差范围必须非常严格(稳定性和准确性都要为亚毫米)。
　　■ 对于射波刀机器人放射外科系统，TG‐135 报告关于机器人放射外科的质量保证中强烈建议了一些专门的 QA 内容和整个系统的 QA。同时还建议了日检、月检和年检的检查频次以及容差表，详见 IVB，C 和 D。

表 3-5　SRS 和 SBRT 的日检、月检和年检测试(基于 TG-142 报告建议)

日检

机械测试	误差
激光灯位置	1 mm
光距尺距离(等中心)	2 mm
准直器大小显示	1 mm

月检

剂量学测试	误差
剂量率输出一致性	2%(剂量率,MU)
机械测试	误差
治疗床位置显示精度	1 mm 或 0.5°
激光灯位置精度	<±1 mm

年检

剂量学测试	误差
SRS 拉弧旋转模式(0.5～10 MU/度)	MU≤1 MU 且输出剂量≤2%; 机架旋转≤1°且输出剂量≤2%
X 线 MU 线性(输出一致性)	±5%(2～4 MU) ±2%≥5 MU
光野射野一致性	基准线的 ±1 mm
立体定向治疗适配器联锁等	联锁正常

(Klein et al., 2009)

■ 端到端测试:包括运动追踪或门控的端到端测试。
　■ 每个 SRS/SBRT 单独测试内容(影像、定位、治疗实施等)都有对应的误差。
　■ 系统的累计精度应该被特别描述记录,通过配有探测器的模体和作为常规基准检查的影像学的端到端测试。
　■ 针对射波刀系统,端到端需要每个月实施 1 次,从不同的影像系统或追踪系统轮流。每个月需要针对固定圆筒和 Iris 各做 1 次端到端测试。
　■ 所有模态系统一旦做了升级工作,必须重复端到端测试。
　■ 根据治疗需要,在物理师的指导下完成端到端测试,从而让治疗或影像系统能够在最好状态下被使用。
■ 患者本身的质量保证:
　■ 依照 TG-101 号报告,需要建立针对治疗本身及患者本身的质量保证,以管理治疗计划和治疗实施的整体过程，以及检查摆位设置的完整性。

■ 对于一个新的 SRS/SBRT 项目，应该对患者特殊的质量保证反复验证，直到物理师对于该类型的治疗精度有信心为止。

■ 所有计划中特别小的照射野要确保患者质量保证做好，由于这类计划中包含了潜在的测量不确定性和位置不确定性。

■ 输出因子测量的具有一定的不确定性（对于锥筒为半径＜7.5 mm 和 MLC 射野＜1 cm×1 cm）。

■ 小多叶准直器或者 IRIS 位置的不确定性，比如：

■ 射波刀中 IRIS 在 10 mm 及以下时。

■ 对于使用小多叶准直器的直线加速器的 SRS 和 SBRT 来说，使用小于 1 cm 的射野时。

■ 需要使用具有正确分辨率的设备进行质量保证工作，如用于三维剂量分布测量的胶片、用于绝对剂量测量的指型电离室或者二极管电离室，以避免任何体积平均问题。

（曹鸿斌）

参考文献

Benedict S H, Yenice K M, Followill D, et al. Stereotactic body radiation therapy: the report of AAPM Task Group 101. Med Phys, 2010, 37: 4078-4101.

Bissonnette J P. Quality assurance of image-guidance technologies. Semin Radiat Oncol. 2007, 17: 278-286.

Bissonnette J P, Moseley D, White E, et al. Quality assurance for the geometric accuracy of cone-beam CT guidance in radiation therapy. Int J Radiat Oncol Biol Phys, 2008, 71: S57-61.

Broderick M, Menezes G, Leech M, et al. A comparisonof kilovolatage and megavoltage cone beam CT in radiotherapy. J Radiother Pract. 2007: 6.

Combs S E, Ganswindt U, Foote R L, et al. Stateof-the-art treatment alternatives for base of skull meningiomas: complementing and controversial indications for neurosurgery, stereotactic and robotic based radiosurgery or modern fractionatedradiation techniques. Radiat Oncol, 2012, 7: 226.

Dieterich S, Gibbs I C. The CyberKnife in clinical use: current roles, future expectations. Front Radiat Ther Oncol, 2011, 43: 181-194.

German M G，Balter J M，Jaffray D A，et al. Clinical use of electronic portal imaging：report of AAPM Radiation Therapy Comitte Task Group 58. Med Phys. 2001，28(5)：712 - 737.

Hong L. In：Meeting AA，editor. SBRT treatment planning：practical considerations. 2012.

ICRU. ICRU report 50：prescribing，recording，and reporting photon beam therapy. 1993.

ICRU. ICRU report 62：prescribing，recording and reporting photon beam therapy. 1999.

Jin J Y，Yin F F，Tenn S E，et al. Use of the Brain LAB Exac Trac X-ray 6D system in image-guided radiotherapy.MedDosim，2008，33：124 - 134.

Khan F M. The physics of radiation therapy. 3rd ed. 2003.

Klein EE，Hanley J，Bayouth J，et al. Task Group 142 report：quality assurance of medical accelerators. Med Phys，2009，36：4197 - 4212.

Li G，Citrin D，Camphausen K，et al. Advancesin 4D medical imaging and 4D radiation therapy.Tech Cancer Res Treat，2008，7：67 - 81.

Leksell L. Stereotactic radiosurgery.J Neurol Neurosurg Psychiatr，1983，46：797 - 803.

Murphy M J，Balter J，Balter S，et al. The management of imaging dose during image-guided radiotherapy：report of the AAPM Task Group 75. Med Phys，2007，34：4041 - 4063.

Soisson E T，Tome W A，Richards G M，et al. Comparison of linac based fractionated stereotactic radiotherapy and tomotherapy treatment plans for skull-base tumors. Radiother Oncol，2006，78：313 - 321.

Solberg T D，Medin P M，Mullins J，et al. Quality assurance of immobilization and target localization systems for frameless stereotactic cranial and extracranial hypofractionated radiotherapy. Int J Radiat Oncol Biol Phys，2008，71：S131 - 135.

Taylor M L，Kron T，Franich R D. A contemporary review of stereotactic radiotherapy：inherent dosimetric complexities and the potential for detriment. Acta Oncol，2011，50：483 - 508.

第二部分
临床应用

第四章
颅内肿瘤

David R. Raleigh、Igor J. Barani、Penny Sneed & David A. Larson

要点

脑转移瘤

■ 是最常见的颅内肿瘤(尸检时 20%～40%的肿瘤患者中均有发现),原发肿瘤多为肺癌、乳腺癌或黑色素瘤。

■ "孤立性"转移:一处脑部病变是疾病的唯一发病部位;"单发"转移:一处病变为脑转移,还包括其他发病部位。

■ 使用地塞米松 4 mg,每 6 h 1 次治疗神经系统症状;类固醇激素在无症状患者中没有作用。逐渐减少激素用量至放射治疗结束;无预防癫痫发作的证据(表 4-1)。

表 4-1　美国放疗肿瘤学研究组关于脑转移瘤的递归分区分析(RPA)分级

分　级	特　　点	生存时间(月)
I	卡氏评分 70～100 年龄<65 岁 原发肿瘤控制 仅转移到脑部	7.1
II	所有其他	4.2
III	卡氏评分<70	2.3

(Gaspar et al., 1997)

脑膜瘤

占原发性颅内肿瘤的 30%；女性发病率增加 2 倍（与间变性脑膜瘤的发病率相等），与电离辐射、病毒感染、性激素、*NF2* 基因和染色体 22q 缺失有关（表 4-2）。

表 4-2　脑膜瘤切除术的辛普森分级系统

Ⅰ级切除	肉眼全切受侵的硬脑膜、颅骨和静脉窦
Ⅱ级切除	肉眼全切硬脑膜及凝结物
Ⅲ级切除	肉眼全切硬膜内部，无硬脑膜附着或硬膜外扩张的切除或凝结物
Ⅳ级切除	部分切除硬膜内残留原位肿瘤
Ⅴ级切除	肿瘤活检或无肿瘤活检加单纯去骨瓣减压

听神经瘤

■ 听神经瘤（即前庭神经鞘瘤）发生于前庭神经周围的髓鞘施万细胞；占颅内肿瘤的 6%～8%，尸检研究总发病率约为 1%。

■ 风险因素包括听觉损伤伴发甲状旁腺腺瘤；伴 *NF2* 突变的双侧听神经病理瘤。

■ 面神经和听神经都可能受到影响（听力丧失、耳鸣、眩晕和步态不稳），而且扩展至桥小脑三角中可能导致三叉神经（三叉神经痛）和面神经（面部麻痹和味觉障碍）功能障碍，以及后颅窝的压迫（共济失调、脑积水和死亡）。

■ 平均每年增长约 2 mm，也可保持多年不变。

副神经节瘤

■ 罕见的神经内分泌肿瘤，发病率约为 1:1 000 000；因为它们发生于血管球细胞中，而血管球细胞在血管中的作用就是化学感受器，所以有时被称为血管球瘤或化学感受器瘤。

■ 可发生于腹部（85%）、胸部（12%）和头颈部（3%）；通常为良性（有＜5% 的可能为恶性）。

垂体腺瘤

- 大约占 10% 的颅内肿瘤(尸检发生率为 5%～25%),几乎全部发生在垂体前叶;75% 为功能性(30%～50% 为泌乳素细胞腺瘤、25% 为生长激素细胞腺瘤、20% 为促肾上腺皮质激素腺瘤和 <1% 为促甲状腺激素分泌型垂体腺瘤)。
- 微腺瘤直径 <1 cm;大腺瘤直径 ≥1 cm。
- 呈现的症状包括头痛、第 3 脑室梗阻性脑积水、颅神经麻痹伴随海绵窦扩张、双颞侧偏盲和/或视交叉压迫导致的色觉丧失。
- 泌乳素瘤的福布斯-奥尔布赖特综合征:女性为闭经-溢乳,男性为阳痿和不育症。
- 垂体漏斗的肿块效应和辐射损伤均可导致下丘脑抑制功能丧失引起的催乳素升高("垂体柄效应")。
- 激素水平通常在放疗后 1～2 年内恢复正常。

脑动静脉畸形(AVM)

- "病灶"处动脉和静脉血管系统之间的先天性异常连接;超生理流体动力学梯度。
- 美国人群发病率低(0.14%),但伴随脑动脉瘤的发生率为 8%。
- 每年自发性出血 2%～6%,发病率 20%～30%,死亡率 10%～15%;血管造影闭塞后,终身出血风险 ≤1%。
- 脑肿瘤的立体定向放射外科治疗可让血管壁增生,形成管腔血栓,但需要数年才能达到完全效果。
- 脑动静脉畸形与海绵状血管畸形不同,因为后者由窦状血管组成,没有大的供血动脉,因此为低压梯度(表 4-3)。

表 4-3 Spetzler-Martin 脑动静脉畸形分级系统(1～5 级)

血管畸形的大小	<3 cm=1 分 3～6 cm=2 分 >6 cm=3 分

位置	邻近非脑功能区＝0分 邻近脑功能区＝1分
静脉引流	浅＝0分 深＝1分

神经性面部疼痛

三叉神经痛

- 三叉神经感觉核心障碍导致三叉神经中持续数秒至数分钟的发作性、可诱发性（即剃须、刷牙、吹风等）、阵发性、单侧、严重、枪刺样的疼痛。
- 主要是原发性，尽管可能是异常动脉或静脉压迫三叉神经的结果，或由多发性硬化症的脱髓鞘引发。因脑膜瘤、前庭神经鞘瘤、脑动静脉畸形、动脉瘤或其他病变的肿块效应引起的为继发性三叉神经痛。
- 排除诊断；通过磁共振成像（MRI）排除桥小脑三角肿瘤。
- 立体定向放射外科治疗后疼痛缓解的中位时间约为 1 个月，病情完全缓解的病例为 50%～60%，病情部分缓解的病例为 15%～20%；治疗后面部麻木发生率＜10%。

丛集性头痛

- 通常沿着眼外展神经突然发生单侧疼痛；与同侧自体活动有关，包括上睑下垂、瞳孔缩小、流泪、结膜充血、流鼻涕和鼻塞。
- 病因不明；男女发病率为 6∶1。
- 对三叉神经进行单独的伽马刀放射外科治疗是不成功的，且与三叉神经痛的立体定向放射外科治疗相比，它具有更高的毒性率（Donnet et al.，2006；McClelland et al.，2006）。对翼腭神经节＋/－三叉神经根的立体定向放射外科的研究正在进行中（Kano et al.，2011；Lad et al.，2007）。

蝶腭神经痛（Sluder 综合征）

■ 罕见的颅面疼痛综合征，男女发病率比例 1∶2，与眼眶、口腔、鼻子和后乳突的单侧疼痛以及血管舒缩活动引起的同侧自主神经刺激相关。

■ 病因不明；也许与翼腭神经节受到蝶窦或后筛窦感染的刺激有关。

■ 放射外科数据仅限于蝶腭神经节治疗的病例报告（Pollock & Kondziolka，1997）。

其他

■ 对残余或复发性松果体实质肿瘤、颅咽管瘤和神经细胞瘤的立体定向放射外科治疗进行小范围回顾性分析发现具有较高的长期局部控制率和生存率。

■ 立体定向放射外科治疗用于某些功能性紊乱的补救性治疗，包括癫痫、帕金森病和不同效果的原发性震颤，具有不同程度的疗效。

■ 已有报道立体定向治疗残余/复发性神经胶质瘤、成神经管细胞瘤和其他浸润性中枢神经系统恶性肿瘤，但结果并不乐观。复发性胶质瘤的大剂量分割治疗可作为一种有效的补救性治疗。

治疗适应证

■ 总的来说，在单发转移且卡氏评分≥70 的患者身上，同时接受立体定向放射外科治疗和全脑放射治疗比仅接受全脑放射治疗而言，患者生存期更长；在有 1～4 处转移且卡氏评分≥70 的患者身上，它们能改善局部控制率，保持卡氏评分，且能提高卡氏评分＜70 的患者的存活率。

■ 与接受立体定向放射外科治疗和全脑放射治疗的患者相比，仅接受立体定向放射外科治疗且转移≤3 处的患者，他们的生存率和局部控制率相同，还能改善神经认知结果；密切监视和补救性治疗至关重要。

■ 切除后，同时接受立体定向放射外科治疗和全脑放射治疗和仅接受全脑放射治疗都是可接受的辅助策略，但是单独的立体定向放射外科治疗可用于有微小颅内疾病和可密切监测的选择性病例（Linskey et al.，2010）（表 4 - 4 和表 4 - 5）。

表4-4 脑转移瘤的放射外科治疗适应证

单 发 病 灶	手术切除+对切除腔进行立体定向放射外科治疗
RPA分级Ⅰ～Ⅱ级	从内科/外科角度来说不宜手术的病例,仅接受立体定向放射外科治疗
2～4处病变	立体定向放射外科治疗+/-外科手术
RPA分级Ⅰ～Ⅱ级	对于预后/卡氏评分良好的病例,切除
卡氏评分≤60,广泛性颅内/颅外疾病,已经接受过上述SRS治疗	全脑放射治疗

表4-5 良性颅内肿瘤的放射外科治疗适应证

脑膜瘤	■ 术后复发/残留的疾病 ■ 先接受立体定向放射外科治疗/肿瘤放射治疗后复发的疾病 ■ 从内科或外科的角度来说不宜手术的
听神经瘤	■ 肿瘤次全切(局部复发率:无辅助肿瘤放射治疗比进行术后立体定向放射外科治疗为45%:6%) ■ 患者希望更好地保存有用的听力(进行手术后为30%～50%)
垂体腺瘤	■ 大腺瘤肿瘤次全切治疗后的辅助治疗伴随持续性术后高分泌或残留鞍上生长 ■ 考虑用溴隐亭或卡麦角林对分泌催乳素的微腺瘤进行治疗
脑动静脉畸形	从医学角度来说不宜手术的,外科角度来说无法接近的,或根据Spetzler-Martin分级预期有高发病率的
神经性面部疼痛	■ 药物治疗失败(卡马西平、苯妥英钠、加巴喷丁、巴氯芬等) ■ 手术治疗失败(射频神经根切断术、球囊压迫术、微血管减压术等)

病情检查

■ 病史与体格检查,重点是在神经部位上。

■ 检查系统,包括任何感觉变化、神经系统症状和内分泌异常。

■ 实验室:

　　■ 评估脑转移瘤、脑膜瘤、脑动静脉畸形、神经性面部疼痛综合征等,无须进行常规血清检测。

　　■ 听神经瘤:听力测定是最好的初期筛选,通常显示感觉神经性听力损失

（Rinne 和 Weber 测试也是如此）。

- 垂体腺瘤：用催乳素、基础生长激素、血清、促肾上腺皮质激素、游离皮质醇、地塞米松抑制实验、促甲状腺激素、三碘甲腺原氨酸（T3）、甲状腺素（T4）、尿促卵泡素、促黄体生成素、血浆雌二醇和睾酮水平进行内分泌评估。

- 成像：
  - 具有钆造影前后的 T1、T2 和 FLAIR（液体衰减反转恢复）序列的薄层磁共振成像，钆造影后的肿瘤增强与血脑屏障破坏相关，异常的 T2 信号证明神经胶质增生和/或水肿。
  - 在放疗过程中，可以考虑增加钆造影剂剂量，以提高脑转移瘤的检测灵敏度。
  - 出血性转移最常见于肾细胞癌、绒毛膜癌和黑色素瘤。
  - 磁共振波谱：肿瘤特征为胆碱增加（细胞标记物）、N-乙酰基天冬氨酸（神经元标志物）减少、肌酐减少（细胞能量标记物）；与乳酸增加（无氧代谢）和胆碱/N-乙酰基天冬氨酸/肌酐减少有关的坏死。
  - 动态磁共振灌注：肿瘤中相对脑血流量（CBV）升高（通常与分级一致），并且在放射性坏死和肿瘤性脱髓鞘区域，相对脑血流量减少。
  - 术后磁共振成像应在手术后 48 h 内进行，以记录残留的病灶；急性出血在平扫 T1 图像上有增强信号。
  - "硬脑膜尾征"可证明肿瘤扩展或因肿瘤邻近或原发于脑膜引起的血管充血（60% 的脑膜瘤案例中均有此征象）。
  - 脑膜瘤在 T1 和 T2 上呈等信号，使用钆造影后则强烈增强；15%～20% 的案例有骨质破坏或骨质增生的证据。听神经瘤被视为内耳道内增强的"冰淇淋锥"或突出至枕骨大孔的"哑铃"。
  - 垂体腺瘤：在肢端肥大症的情况下应进行 X 线骨骼检查以评估生长板。
  - 脑动静脉畸形：脑血管造影配准和磁共振成像序列飞行时间有助于靶区勾画。
  - 神经性面部疼痛：为识别三叉神经的血管压迫，薄切片（1 mm）磁共振成像和磁共振血管成像，分别具有 89% 和 50% 的敏感性和特异性。

放射外科技术

- 模拟和治疗计划：
  - 使用立体定位框架进行模拟。
  - 颅内放射外科主要采用薄切片（1～2 mm）磁共振成像做计划，如果可以的话，还可融合术前扫描图像。
  - 若有必要，CT 扫描切片厚度≤2 mm，并应与磁共振成像图像配准。
  - 靶区体积：
    - 脑转移瘤：仅用于完整病变的肿瘤靶区体积。对于切除腔，1～2 mm 边缘可以提高局部控制率（Soltys et al., 2008）。
    - 脑膜瘤、听神经瘤、垂体腺瘤和其他良性颅内肿瘤：靶区体积为 GTV 外扩 0～2 mm，这取决于固定程度和立体定向性。
    - 三叉神经痛：在靠近半月神经节后根脑桥同侧三叉神经上选择一个 4 mm 的靶区。如果可能，再治疗等中心应距离初始靶区 2～3 mm。
- 剂量处方：见表 4 - 6。
  - 如果单次分割治疗无法满足关键结构的剂量限制，请考虑在选定病例中采用大剂量分割方法。

表 4 - 6　颅内立体定向放射外科治疗的剂量建议和疗效

表　现	建　议　剂　量	结　果
脑转移瘤	■ 13～24 Gy，分割 1 次，这取决于肿瘤体积/位置 ■ 病变和/或切除腔较大，减少剂量或进行大剂量分割（21～30 Gy，分割 3～5 次） ■ 脑干病变则考虑减少剂量（16 Gy）	
脑膜瘤	■ 基于肿瘤体积/位置/外科/放射外科史的剂量个体化 ■ 世界卫生组织评级Ⅰ～Ⅲ级病变的剂量为 15 Gy，分割 1 次；25～30 Gy，分割 5 次的大剂量分割也是有可能的，虽然其长期结果未知（加州大学旧金山分校实验） ■ Ⅲ级病变可能需要更大剂量	WHO Ⅰ级病变：长期 LC>90%

(续表)

表 现	建 议 剂 量	结 果
听神经瘤	■ 12～13 Gy,分割 1 次	局部控制率以及三叉神经和面神经保存超过 95%;听力保存约 75%
	■ 18～25 Gy,分割 3～5 次	看似安全有效,但长期结果未知
副神经节瘤	■ 15 Gy,分割 1 次;或 25 Gy,分割 5 次的剂量分割	局部控制率约 100%
垂体腺瘤	■ 非功能性肿瘤:12～20 Gy,分割 1 次 ■ 功能性肿瘤:15～30 Gy,分割 1 次(最大安全剂量);在放射外科手术前 4 周停止药物治疗 ■ 视器官周围的单次分割耐受量:8 Gy	
	■ 21～25 Gy,分割 3～5 次	看似安全有效,但是长期结果未知
脑动静脉畸形	■ 基于肿瘤体积的剂量个体化;大型病变需要分期放射外科治疗 ■ 对 8 cm^3 靶区使用的剂量为 18 Gy/1 次;在可行和安全的情况下可增加剂量(加州大学旧金山分校经验)	单次分割治疗的 2 年闭塞率: <2 cm 的为 90%～100%; >2 cm 的为 50%～70%
三叉神经痛	■ 首次治疗:70～90 Gy(100%等剂量线)	30%～80%的患者疼痛缓解,虽然常需要再次治疗;剂量与症状缓解和新症状的形成有关
	■ 再次治疗:50～70 Gy(100%等剂量线)	
松果体肿瘤	■ 高分化病变需要对神经轴进行分次的常规放射治疗;放射治疗后对残余肿瘤或局部复发进行 15 Gy 立体定向放射外科治疗	

■ 剂量给予:

  ■ 可采用多种治疗方式,但大多数中心采用伽马刀立体定向放射外科治疗方案、无框机器人放射外科手术和/或基于直线加速器的立体定向放射外科治疗。

毒性与管理

■ 立体定向框架:

- ■ 移除框架后立即出现轻度头痛，通常在 60 min 内消退。

- ■ 需要加压才能让针插入部位出血量最小。

- ■ 眶周水肿可通过抬高头部和温敷来解决。

- ■ 浅表皮肤感染风险＜1%。

■ 急性（1 周至 6 个月）：

- ■ 浅表病变治疗后出现脱发和皮肤变化。

- ■ 轻度疲劳。

- ■ 由于水肿引起的神经系统症状的短暂恶化可能需要类固醇来治疗。

■ 后期（＞6 个月）

- ■ 放射性坏死：立体定向放射外科治疗后症状性脑坏死总体发生率为 5%；通常用类固醇治疗，但可能需要手术干预。

- ■ 内分泌异常。

- ■ 治疗颅底肿瘤后的颅神经功能障碍。

- ■ 罕见：记忆障碍和海绵状血管畸形。

- ■ 三叉神经痛立体定向放射外科治疗后报告的卒中、面神经麻痹/感觉过敏、视力减退和眼干等个别病例都是非常罕见的。

随访建议

■ 脑转移瘤和其他高分化病变：

- ■ 治疗后 4～12 周进行磁共振成像检查，然后在手术后头 2 年的每 2～3 个月进行 1 次检查，接下来 3 年每 6 个月进行 1 次，之后每年检查 1 次；应根据临床症状和病变特点将影像检查的时间间隔个体化。

■ 低分化病变（脑膜瘤、听神经瘤、副神经节瘤等）：

- ■ 头 2 年每 6～12 个月进行 1 次磁共振成像检查，然后每年检查 1 次；应根据临床症状和病变特点将影像检查的时间间隔个体化。

■ 垂体腺瘤和其他周围病变：

- ■ 每 6～12 个月进行 1 次内分泌检测，每年进行视力检测。

■ 听神经瘤和小脑脑桥角肿瘤：

■ 每年进行正规的听力测验。
■ 脑动静脉畸形：
　■ 治疗后 3 年内每年进行一次磁共振成像检查，3 年后血管造影确认治疗效果。
■ 神经病理性面部疼痛和功能障碍：
　■ 仅限临床随访。

证据

脑转移瘤

立体定向放射外科治疗和全脑放射治疗

■ 美国放疗肿瘤学研究组 95‑08（Andrews et al.，2004）：随机多中心研究纳入 333 例有 1～3 处脑转移瘤且卡氏评分≥70 的患者，对比接受全脑放射治疗（37.5 Gy，分割 15 次）和立体定向放射外科治疗（15～24 Gy，分割 1 次）的患者和仅接受全脑放射治疗的患者。接受立体定向放射外科治疗的单发转移患者在单变量分析（6.5 个月比 4.9 个月）、RPA 分级 Ⅰ 级患者在多变量分析中（11.6 个月比 9.6 个月）、有肺组织学优势趋势的患者（5.9 个月比 3.9 个月）和肿瘤≥2 cm（6.5 个月比 5.3 个月）时有显著存活优势。全脑放射治疗结合立体定向放射外科治疗与 1 年局部控制率显著相关（82%：71%），并改善卡氏评分（13%：4%），在 6 个月时类固醇使用减少。急性和长期毒性最小。

■ 匹兹堡大学（Kondziolka et al.，1999a，b）：对 27 例患有 2～4 处脑转移瘤且卡氏评分≥70 的患者进行随机试验，对比接受全脑放射治疗（30 Gy，分割 12 次）和立体定向放射外科治疗（16 Gy，分割 12 次）的患者和仅接受全脑放射治疗的患者。由于全脑放射治疗结合立体定向放射外科治疗的局部控制率中期获益显著，研究提前停止。全脑放射治疗的局部复发平均时间为 6 个月，而全脑放射治疗结合立体定向放射外科治疗为 36 个月。全脑放射治疗同时接受立体定向放射外科补救性治疗的，则两组的总生存期无差异（8 个月比 11 个月），生存时间相同（约为 11 个月）。总生存期或局部控制率无差异，这取决于组织学类型、脑转移瘤的数量或颅外疾病的程度。

仅接受立体定向放射外科治疗或结合全脑放射治疗

- RTOG 90 - 05(Shaw et al.，2000)：剂量递增研究中包括 156 例患者(36% 为复发性原发性脑肿瘤、中位剂量为 60 Gy；64% 为复发性脑转移瘤，中位剂量为 30 Gy)。直径分别为≤20 mm、21~30 mm 和 31~40 mm 的肿瘤，最大耐受剂量分别为 24 Gy、18 Gy 和 15 Gy；<20 mm 的肿瘤的最大耐受剂量可能更高，但研究人员不愿意进一步增加剂量。通过多变量分析，肿瘤直径≥2 cm 与≥3 级神经毒性风险增加显著相关；更高的剂量和卡氏评分也与更大的神经毒性有关。精算的 24 个月放射性坏死风险为 11%。原发性脑肿瘤患者和使用直线加速器治疗的患者(与伽马刀放射外科相反)，他们的局部进展率高出约 2.8 倍。

- 日本放射肿瘤学研究组 99 - 1(Aoyama et al.，2006)：随机多中心研究纳入 32 例有 1~4 处脑转移瘤(直径<3 cm)且卡氏评分≥70 的患者，对比接受立体定向放射外科治疗(18~25 Gy，分割 1 次)的患者和接受全脑放射治疗(30 Gy，分割 10 次)后再接受立体定向放射外科治疗的患者。因为在两个小组之间检测到差异的可能性太小，研究提前终止。增加全脑放射治疗降低了新发转移的比率(64% ∶ 42%)以及补救性治疗的必要，1 年复发率降低(47% ∶ 76%)。总生存期(约 8 个月)、神经系统或卡氏评分保存或简易精神状态检查量表评分无差异。

- MD 安德森肿瘤中心(Chang et al.，2009)：包括 58 例患有 1~3 处脑转移瘤且卡氏评分≥70 患者的随机试验，对比接受立体定向放射外科治疗(15~24 Gy，分割 1 次)的患者和接受立体定向放射外科治疗和全脑放射治疗(30 Gy，分割 1 次)的患者，并进行正式的神经认知测试。由于第 4 个月时通过霍普金斯语言学习测试发现，全脑放射治疗患者的记忆力和学习能力显著下滑(52% ∶ 24%)，试验提前终止。然而，全脑放射治疗还与 1 年时改善的局部控制率(100% ∶ 67%)和远处脑控制(73% ∶ 45%)有关。仅接受立体定向放射外科治疗显著延长总生存期(15 个月比 6 个月)，但该组患者接受了更多的补救性治疗，包括重复立体定向放射外科治疗(再治疗：27 次比 3 次)。

- 加州大学旧金山分校(Sneed et al.，1999)：回顾性分析了伽马刀放射外科(n=62)与伽马刀放射外科 + 全脑放射治疗(n=43)；治疗特征根据医师的

偏好个性化。两组的总生存期(约11个月)和1年局部无治疗失败生存率
(71%∶79%)相当。虽然仅接受立体定向放射外科治疗的患者,他们的脑部
无治疗失败生存率明显更差(28%∶69%),但在1年后首次补救性治疗时两
组没有显著差异(62%∶73%)。

■ Sneed等(2002):回顾性多中心评价,对比仅接受立体定向放射外科治疗的
患者(n＝268)以及接受了全脑放射治疗和立体定向放射外科治疗的脑转移
瘤患者(n＝301)共569人;排除标准包括切除脑转移瘤和从全脑放射治疗结
束到立体定向放射外科治疗时间间隔＞1个月。各个RPA分级状态中,中位
数生存期和总生存期没有差异(Ⅰ级:14个月比15个月;Ⅱ级:8个月比7
个月;Ⅲ级:约5个月)。接受立体定向放射外科治疗的患者中,接受了全脑
放射补救性治疗的比率为24%。

■ 欧洲肿瘤治疗研究组织22951－26001(Kocher et al.,2011):随机多中心试
验,对比接受全脑放射治疗(n＝81,30 Gy,分割10次)的患者与接受手术或
立体定向放射外科治疗后观察(n＝79)的患者(有1~3处脑转移瘤,并伴有
稳定的全身性疾病,且活动状态评分为0~2分)。活动状态评分表现状态恶
化的中位数时间＞2:接受观察的患者为10个月,接受全脑放射治疗的患者
为9.5个月。尽管全脑放射治疗组患者的新的和初始病位2年复发率降低,
两组患者的总生存期同样相当(约11个月)。补救性疗法在观察组中使用频
率更高。

■ 科隆大学(Kocher et al.,2004):对有1~3处脑转移瘤且没有治疗过的患者
进行回顾性分析,这些患者接受基于直线加速器立体定向放射外科治疗(n＝
117,中位剂量20 Gy,分割1次)或根据RPA分级接受全脑放射治疗(n＝
138,30~36 Gy,分割10次)。全脑放射治疗挽救率:立体定向放射外科治
疗组为22%,全脑放射治疗组为7%。在RPA Ⅰ级(25个月比5个月)和Ⅱ
级(6个月比4个月)患者中,接受立体定向放射外科治疗后存活率显著延长,
RPA分级Ⅲ级患者无明显差异(4个月比2.5个月)。

多于4个脑转移瘤的立体定向放射外科治疗

■ 匹兹堡大学(Bhatnagar et al.,2006):回顾性分析了105例有≥4处脑转移

瘤的患者(中位数 5,范围 4～18),这些患者在全脑放射治疗失败后(38%),接受一个疗程的伽马刀治疗(中位边缘剂量 16 Gy,分割 1 次)和全脑放射治疗(46%),或仅接受伽马刀治疗(17%)。中位数总生存期为 8 个月(RPA Ⅰ级:18 个月;Ⅱ级:9 个月;Ⅲ级:3 个月),1 年局部控制率为 71%,进展或新发脑转移瘤平均时间为 9 个月。总治疗量、年龄、RPA 分类和中位边缘剂量(但不是治疗的转移瘤总数)是多变量分析的所有重要预后因素。

切除后立体定向放射外科治疗加量

■ 斯坦福(Soltys et al., 2008):回顾性分析了接受立体定向放射外科治疗的 76 个切除腔(中位剂量 18.6 Gy,平均靶区体积 9.8 cm³)。6 个月和 12 个月时统计局部控制率分别为 88%和 79%。在单变量分析中,适形度与改善的局部控制率显著相关;局部控制率 100%与适形度有关,63%与其他因素有关。靶区体积、剂量和分割次数均不重要。因此,建议治疗边界要包括手术切除腔周围 2 mm 范围。

脑干病变

■ 加利福尼亚大学旧金山分校(Kased et al., 2008):回顾性分析了 42 例有 44 处脑干转移瘤的连续患者;中位靶区体积为 0.26 cm³,中位边缘剂量为 16 Gy,分割 1 次。脑干肿瘤无进展生存率在 6 个月时为 90%,在 1 年时为 77%。接受立体定向放射外科治疗后的中位数生存期为 9 个月,在单发转移、非黑色素瘤和颅外病灶控制良好的患者生存率显著增长。黑色素瘤、肾细胞来源肿瘤及靶区体积≥1 cm³ 的肿瘤预后不佳。四种治疗后的并发症包括运动失调、失衡、面部麻木和偏瘫,这些都与病变进展以及潜在的放射效应有关。

立体定向放射外科治疗后的补救

■ Zindler 等(2014):回顾性分析了 443 例有 1～3 处脑转移瘤的患者,这些患者仅接受放射外科(RS)治疗。25%的患者因远处脑复发(DBR)接受补救性治疗,其中 70%患者的病变数量≤3 个。首次立体定向放射外科治疗后的 6

个月、12 个月和 24 个月的统计数据为：远处脑复发率分别为 21%、41% 和 54%；远处脑复发的中位数时间为 5.6 个月。DBR－RPA 分级：Ⅰ级（WHO 评级 0 或 1）放射性切除术 6 个月后复发（总生存期 10 个月）；Ⅱ级（WHO 评级 0 或 1）放射性切除术 6 个月内复发（总生存期 5 个月）；Ⅲ级（WHO 评级 2 以上）（总生存期 3 个月）。

脑膜瘤

■ 梅奥诊所（Stafford et al.，2001）：回顾性分析了 190 名连续患者，这些患者患有 206 例脑膜瘤并接受了立体定向放射外科治疗（中位边缘剂量 16 Gy；中位靶区体积 8.2 cm³）。术前 59% 的患者中有 12% 的病变具有非典型或间变性组织学特征；77% 的肿瘤涉及颅底。良性、非典型性和间变性肿瘤的 5 年肿瘤特异性生存率分别为 100%、76% 和 0；局部控制率为 93%、68% 和 0。13% 的患者出现立体定向放射外科治疗导致的并发症（8% 出现颅神经缺陷、3% 出现症状性病理改变、1% 出现颈动脉狭窄、1% 出现囊肿形成）；6 名患者出现与放射外科手术相关的功能状态下滑。

■ 匹兹堡大学（Kondziolka et al.，1999a，b）：回顾性分析 99 名接受立体定向放射外科治疗（43%）或术后立体定向放射外科治疗（57%）的连续患者。中位边缘剂量为 16 Gy；中位靶区体积为 4.7 cm³。5 名患者此前接受常规放射治疗，89% 的肿瘤邻近颅底。随访 10 年，局部复发率为 11%；先前有手术切除史的和有多处脑膜瘤的患者，他们的无进展生存时间较差。有 5% 的患者出现新的或恶化的神经症状。据调查，96% 的患者认为治疗是成功的。

良性脑膜瘤

■ 德国（Fokas et al.，2014）：回顾性分析 318 名经组织学证实（45%）或影像学认定（55%）为良性脑膜瘤的患者，根据肿瘤大小和周围危及结构的距离，这些患者分别接受分次立体定向放射治疗（80%；中位剂量为 55.8 Gy，分割 31 次），大分割立体定向放射治疗（15%；40 Gy，分割 10 次或 25～35 Gy，分割 5～7 次），或立体定向放射外科治疗（5%）。中位数随访 50 个月，两组患者的 5 年和 10 年的局部控制率、总生存期和肿瘤特异性生存率分别为 93%、89%

和97%以及88%、74%和97%。在多变量分析中,肿瘤位置和年龄>66岁分别是局部控制率和总生存期的重要预测指标。2%的患者在放射治疗后出现急性恶化神经系统症状和/或临床显著急性毒性;没有晚期≥3级毒性。

■ 匹兹堡大学(Kondziolka et al.,2014):回顾性分析了接受伽马刀放射外科治疗的290名良性脑膜瘤患者(中位边缘剂量15 Gy,中位靶区体积5.5 cm³)。先对22名患者进行分割放射治疗,对126名患者进行肿瘤次全切治疗,复发后在22名患者中进行肿瘤全切治疗。总体肿瘤控制率为91%;10年和20年时统计的无进展生存率均为87%。在有症状的患者中,26%的患者有所改善,54%保持稳定,20%则逐渐恶化。首选开颅手术与首选伽马刀放射外科治疗相比,控制率无显著差异;过去接受过放射治疗和高级别病灶的患者,他们的无进展生存率较低。

■ Santacroce 等(2012):多中心回顾性评价了4 565名患有5 300例良性脑膜瘤的连续患者,这些患者接受了伽马刀放射外科治疗(中位边缘剂量14 Gy;中位靶区体积4.8 cm³)。随访>24个月,报告了3 768例病变。58%的病例中肿瘤尺寸变小,34%保持不变,8%则变大;总控制率为92%。5年和10年时无进展生存率为95%和89%。假定脑膜瘤的肿瘤比组织学证实的Ⅰ级病变的肿瘤控制率高,女性患者比男性患者的肿瘤控制率高,散发性脑膜瘤比多发性脑膜瘤的肿瘤控制率高,颅底肿瘤比凸性肿瘤的肿瘤控制率高。永久性发病率为6.6%。

■ 布拉格(Kollová et al.,2007):回顾性分析了患有400例良性脑膜瘤的368名患者,这些患者接受了立体定向放射外科治疗(中位边缘剂量12.5 Gy;中位靶区体积4.4 cm³)。中位随访时间5年,70%的肿瘤尺寸变小,28%保持不变,2%则变大。统计局部控制率为98%;男性患者治疗效果较差,且剂量<12 Gy时效果更差。10%的患者中出现暂时毒性,6%出现永久性毒性。剂量>16 Gy且年龄>60岁时,肿瘤周围水肿加重,先前未接受手术,无既往水肿史,肿瘤体积>10 cm³,位置在前窝。

■ 梅奥诊所(Pollock et al.,2003):回顾性分析了198例良性脑膜瘤,这些脑膜瘤平均体积<3.5 cm³,已接受手术治疗($n=136$)或主要的立体定向放射外科治疗($n=62$;平均边缘剂量18 Gy)。接受辛普森Ⅰ级切除(分别为100%

和96%)和立体定向放射外科治疗(分别为100%和95%)的患者,他们的3年和7年时无进展生存率无统计学上的显著差异。相比辛普森≥Ⅱ级切除和一般手术,立体定向放射外科治疗的无进展生存率更高,需要的辅助治疗(3%∶15%)以及出现的并发症也更少(10%∶22%)。

非典型性和间变性

■ 西北大学(Kaur et al.,2014):系统评价1994—2011年间,21项分析接受辅助放射治疗或立体定向放射外科治疗的非典型性和恶性(间变性)脑膜瘤的肿瘤特征、治疗参数和临床结果的英文研究资料。接受辅助放射治疗后,非典型性病变中位5年无进展生存率和总生存率分别为54%和68%,间变性病变则分别为48%和56%。仅确定了23名接受立体定向放射外科治疗(中位边缘剂量18~19 Gy)的患者的结果数据,结果基本较差。

颅底

■ 北美伽马刀联盟(Sheehan et al.,2014):多机构回顾性分析了763名鞍区脑膜瘤和/或鞍旁脑膜瘤患者,这些患者接受了伽马刀放射外科治疗(中位边缘剂量13 Gy,中位靶区体积6.7 cm³);51%为前切除,4%为放射治疗。中位随访67个月,5年和10年时的统计数据:无进展生存率分别为95%和82%;进展的显著预测因子包括>1次手术史、有放射治疗史且肿瘤边缘剂量<13 Gy。86%的患者神经系统症状稳定或改善;34%先前存在缺陷的三叉神经和外展神经得到改善。14%存在神经系统症状的患者有进展;10%的患者有新的或恶化的神经缺陷(最可能是三叉神经功能障碍)。1.6%的患者出现新的或恶化的内分泌疾病。

■ 北美伽马刀联盟(Starke et al.,2014):多机构回顾性分析了放射学推测(55%)或组织学证实(45%)的254名岩斜区良性脑膜瘤患者,这些患者在术前(n=140)或术后(n=114)接受了伽马刀放射外科治疗。平均边缘剂量13.4 Gy;平均靶区体积7.5 cm³。平均随访71个月,9%的患者肿瘤尺寸增加,52%保持不变,39%则变小;94%的患者神经系统症状稳定或改善。5年和10年时的无进展生存率分别为93%和84%。有利结果的多变量预测因子包括小体积肿瘤、女性、无放疗史和较低的最大剂量。

■ Park 等(2014)：回顾性分析了 74 名小儿脑桥角(CPA)脑膜瘤患者,这些患者接受了伽马刀放射外科治疗；中位边缘剂量为 13 Gy,中位靶区体积为 3 cm³。中位随访时间为 40 个月,62%的患者肿瘤尺寸变小,35%保持不变,3%变大。1 年和 5 年时的无进展生存率分别为 98%和 95%。31%的患者神经系统得到改善,58%保持稳定,而 11%症状出现恶化(最可能是三叉神经痛)；接受伽马刀放射外科治疗后 1 年、3 年和 5 年的改善率分别为 16%、31%和 40%。5%的患者出现无症状的肿瘤周围水肿；9%的患者有症状性不良放射效应。

进行中的研究

■ 欧洲肿瘤治疗研究组织 26021 – 22021：第三阶段,随机研究对比不完全切除良性脑膜瘤观察和常规放射治疗或立体定向放射外科治疗。试验于 2006 年 3 月结束；结果待定。

■ 美国放疗肿瘤学研究组 0539：Ⅱ期试验观察良性脑膜瘤切除后状态与复发性良性脑膜瘤的常规分割放射治疗或立体定向放射外科治疗,以及原发性非典型性或间变性脑膜瘤。针对非典型性和间变性脑膜瘤的分割放射治疗,规定了大的边缘(1~2 cm)。试验于 2009 年 6 月结束；结果待定。

听神经瘤

■ 匹兹堡大学(Lunsford et al., 2005)：对 829 名腱状体神经鞘瘤患者的伽马刀放射外科治疗结果进行回顾性分析评价；中位边缘剂量为 13 Gy,平均靶区体积 2.5 cm³。10 年肿瘤控制率为 97%；听力保存 77%。<1%面神经病变和<3%三联症症状毒性显著。

■ 匹兹堡大学(Chopra et al., 2007)：回顾性分析了 216 名接受伽马刀放射外科治疗的听神经瘤患者；中位边缘剂量为 12~13 Gy,中位靶区体积 1.3 cm³。中位随访 5.6 年。10 年精算无切除控制率为 98%；三叉神经保存率 95%,上颌神经保存率 100%。随访超过 3 年的患者,他们的听力保存率为：74%为可用听力,95%为可检测听力。

外科手术对比立体定向放射外科治疗

■ 法国马赛（Régis et al.，2002）：非随机前瞻性系列研究，通过术前和术后的问卷调查，对比前庭神经鞘瘤伽马刀放射外科治疗（$n=97$）与显微外科手术（$n=110$）。中位随访 4 年，接受伽马刀放射外科治疗的患者在面部运动功能（0%：37%）、三叉神经干扰（4%：29%）、听力保存（70%：38%）、整体功能（91%：61%）、住院时间（3 天：23 天）和平均无法工作时间（7 天：130 天）等方面普遍较好。

大分割立体定向放射治疗对比立体定向放射外科治疗

■ 阿姆斯特丹（Meijer et al.，2003）：前瞻性试验对比听神经瘤单次分割（$n=49$）与基于直线加速器的分割立体定向放射外科治疗（$n=80$）；平均肿瘤直径约 2.5 cm。分次照射患者剂量为 20～25 Gy，分割 5 次；单次照射患者剂量为 10～12.5 Gy，分割 1 次，达到 80% 等剂量线。中位随访 33 个月，两种治疗模式在肿瘤控制效果（100%：94%）、听力保持（75%：61%）、三叉神经保持（92%：98%，统计学显著差异）和上颌神经保持（93%：97%）上都有非常好的效果。

■ 日本（Morimoto et al.，2013）：回顾性分析 26 例接受大分割机器人放射外科手术治疗的前庭神经鞘瘤，剂量为 18～25 Gy，分割 3～5 次（中位靶区体积 2.6 cm^3）。进展定义为治疗后肿瘤直径增大≥2 mm。7 年期无进展生存率和局部控制率分别为 78% 和 95%。6 项晚期≥3 级毒性的报告。正式的听力测试表明气导纯音听阈均值保存率为 50%。

质子束放射外科

■ 哈佛大学（Weber et al.，2003）：88 例前庭神经鞘瘤连续患者，使用 3 道光束对准颅骨中的基准标记来聚焦治疗，最大剂量为 BED13 Gy，中位靶区体积 1.4 cm^3。统计 5 年的肿瘤控制率为 94%，三叉神经和上颌神经保留率分别为 89% 和 91%，但可用的听力保存率为 33%。质子束放射外科手术现在仅用于＜2 cm 的肿瘤以及没有功能性听力的患者。

副神经节瘤

- Pollock(2004)：单中心回顾性研究 42 例接受单次伽马刀放射外科治疗的血管球瘤患者；平均边缘剂量为 15 Gy，平均体积为 13 cm³。中位随访时间为 3.7 年，31% 的患者肿瘤缩小，67% 肿瘤尺寸不变，2% 肿瘤变大。7 年和 10 年的无进展生存率分别为 100% 和 75%。4 年时听力保存率为 81%，15% 的患者出现新的缺陷，包括听力丧失、面部麻木、声带麻痹和眩晕。

大剂量分割

- Chun 等(2014)：单中心回顾性评价 31 例颅底副神经节瘤患者，这些患者接受机器人放射外科治疗，总剂量为 25 Gy，分割 5 次。中位随访 24 个月，总生存率和局部控制率均为 100%；60% 的患者耳鸣改善。总体肿瘤体积减小了 37%（分析 ≥24 个月随访患者的亚组时为 49%）。没有 ≥3 级的毒性。

外科手术对比立体定向放射外科治疗

- Gottfried 等(2004)：对 7 个外科手术系列(374 例患者)和 8 个立体定向放射外科系列(142 例患者)的血管球瘤进行荟萃分析；分别平均随访 4 年和 3 年。外科手术的局部控制率为 92%，伽马刀放射外科为 97%。立体定向放射外科系列并发症的发病率高达 8%，外科手术引起的脑脊髓液外漏为 8%，手术死亡率为 1.3%。结论：尽管颅底比较难于接近，限制了手术候选者的选择，但两种治疗方法都是安全有效的。

垂体腺瘤

- Sheehan 等(2005a，b)：系统评价 35 项同行评审研究，涉及 1 621 例接受立体定向放射外科治疗的垂体腺瘤患者。在大多数研究中，局部控制率 >90%，平均边缘剂量为 15～34 Gy，分割 1 次。所有已发表研究的肿瘤加权平均控制率为 96%。在 16 例出现视力损伤的案例中，剂量为 0.7～12 Gy。神经功能障碍出现 21 例新的神经病变，其中近一半是短暂的。与分割放射治疗的历史发生率相比，立体定向放射外科治疗导致的垂体功能低下、放射治疗诱导的肿瘤和脑血管病变的风险较低。库欣病、肢端肥大症、催乳素瘤和纳尔逊综合征(Nelson syndrome)的内分泌症状缓解出现异质化,且内分泌控制的差异很大。立体定向放射外科治疗后3个月至8年内激素水平会改善,大多数激素水平通常在2年内恢复正常。

大剂量分割

■ Iwata 等(2011):100 例复发/残留无功能垂体腺瘤患者的单中心回顾性分析:无放射治疗史,接受立体定向放射外科治疗,剂量为 21~25 Gy,分割 3~5 次;中位靶区体积为 5.1 cm^3。3 年总生存率和局部控制率均为 98%。出现 1 例治疗后视力障碍,3 例以前未接受过激素替代治疗的患者有垂体功能减退症,还有 3 例出现短暂性囊肿扩大。

激素控制与垂体功能减退的风险

■ Xu 等(2013):单中心回顾性评价 262 例垂体腺瘤患者,这些患者接受立体定向放射外科治疗,并在治疗前立即进行彻底的内分泌评估,然后再定期进行随访。肿瘤控制率为 89%,72%的功能性腺瘤患者出现内分泌异常缓解,30%新发生垂体功能低下;风险增加与鞍上扩展和较高的边缘剂量相关,但与肿瘤体积、放射治疗史或接受立体定向放射外科治疗的年龄无关。

血管畸形

脑动静脉畸形

■ 日本东京(Maruyama et al., 2005):对 500 名脑动静脉畸形患者接受伽马刀放射外科治疗后(平均剂量为 21 Gy;中位 Spetzler-Martin Ⅲ级)单中心回顾性评价:伽马刀放射外科治疗前的自发性出血率约为 6%;累计 4 年闭塞率 81%,5 年的比率为 91%。在伽马刀放射外科治疗后/闭塞前期间:出血风险降低 54%,闭塞后降低 88%;最初出血的患者中,风险减低幅度最大。

■ 马里兰大学(Koltz et al., 2013):回顾性分析了 102 名接受单次或分次立体定向放射外科治疗的脑动静脉畸形患者,这些患者按 Spetzler-Martin 分级进行分层。平均随访 8.5 年,整体病灶闭塞率为 75%,发病率为 19%,两者均与

Spetzler-Martin 分级相关。从 Ⅰ 级到 Ⅴ 级病变，患者闭塞率分别为 100%、89%、86%、54% 和 0。对于未完全闭塞的脑动静脉畸形，病灶体积平均减小 69%。

■ 弗吉尼亚大学(Ding et al.，2014)：回顾性分析了接受立体定向放射外科治疗的 398 名 Spetzler-Martin Ⅲ 级脑动静脉畸形患者(中位靶区体积 2.8 cm³，中位剂量 20 Gy)。中位时间为 68 个月的临床随访，在立体定向放射外科治疗后中位时间 46 个月，69% 的病灶完全闭塞。治疗有效的显著预测因素包括出血史，病灶 <3 cm，深静脉引流和近脑位置。潜伏期内每年出血的风险为 1.7%。12% 的患者中出现放射引起的症状性并发症(4% 的患者为永久性)；独立预测因子包括立体定向放射外科治疗前静脉破裂和存在独立的引流静脉。结论：对于 Spetzler-Martin Ⅲ 级病变患者而言，立体定向放射外科治疗与外科手术的长期效果相当。

■ 哈佛大学(Hattangadi-Gluth et al.，2014)：回顾性分析了 248 名连续患者患有 254 处脑动静脉畸形，这些患者接受单次质子束立体定向放射外科治疗；中位靶区体积为 3.5 cm³，23% 在近脑/深处的位置，中位剂量为 15 Gy RBE。中位随访 35 个月，闭塞率 65%，中位闭塞时间 31 个月；5 年和 10 年的总闭塞累积发生率分别为 70% 和 91%。单变量和多变量分析完全闭塞的独立预测因子包括位置和较小的靶区体积；较小的体积和较大的处方剂量对单变量分析也很重要。

■ 哈佛大学(Barker et al.，2003)：回顾性分析了 1 250 例接受立体定向质子束放射外科治疗的脑动静脉畸形患者的毒性反应数据。中位随访 6.5 年，中位剂量 10.5 Gy，中位靶区体积 33.7 cm³(23% <10 cm³)。4% 的患者出现永久性放射相关损伤；并发症的中位时间为 1.1 年。并发症发生率与剂量、体积、深部位置和年龄有关；剂量 <12 Gy 时，发生率 <0.5%。

■ 日本长崎(Matsuo et al.，2014)：接受基于直线加速器放射外科治疗的 51 例脑动静脉畸形患者在中位时间 15.6 年的随访结果：中位剂量为 15 Gy，中位靶区体积 4.5 cm³，Spetzler-Martin 分级中位为 Ⅱ 级。5 年和 15 年后的统计闭塞率分别为 54% 和 68%，当允许进行补救性治疗时，比率增加到 61% 和 90%。单变量分析显示，闭塞率与靶区体积 ≥4 cm³、边缘剂量 ≥12 Gy 和

Spetzler-Martin 分级Ⅰ级显著相关(相对于其他因素),靶区体积在多变量分析中也显著相关。治疗后出血 7 例(14%),主要发生在潜伏期内;统计治疗后出血率在前 2 年约为 5%,最终观察为 1.1%。5 年和 15 年的统计有症状的放射损伤率分别为 12% 和 19%;单变量和多变量分析中,靶区体积≥4 cm³ 和位置(脑叶对比其他部位)与放射损伤显著相关。有 5 例囊肿形成(9.8% 的患者;3 例无症状,2 例切除,1 例用类固醇治愈)。

脑动静脉畸形分阶段治疗

■ Yamamoto 等(2012):回顾确定 31 名患者接受了有目的的包含 2 个阶段伽马刀放射外科治疗,共有 32 个脑动静脉畸形,其中病灶>10 cm³(平均靶区体积 16 cm³,最大 56 cm³)。在第一次治疗期间,对病灶周围使用低辐照剂量(12~16 Gy);计划在第一次治疗后 36 个月进行第二次治疗。65% 的患者细线完全闭塞,其余 35% 的患者畸形明显缩小。2 名患者出现轻度伽马刀放射外科治疗相关并发症。

■ Ding 等(2013):11 名患有大型脑动静脉畸形(31±19 cm³)的患者分成 3~7 cm³ 亚靶区,通过机器人放射外科手术在 1~4 周进行序贯治疗。正向和反向计划用于优化 95% 的覆盖率以使用 16~20 Gy 剂量;平均适形度为 0.65。

海绵状静脉畸形

■ Poorthuis 等(2014):63 个队列共 3424 名患者的系统评价和整合回归分析。手术切除后死亡、非致死性颅内出血或新的/持续性局灶性神经功能缺损的综合结果为每年 6.6 人/100 人(n=2 684),立体定向放射外科治疗后为每年 5.4 人/100 人(n=740;中位剂量 16 Gy)。然而,接受立体定向放射外科治疗的病变明显小于外科手术治疗的病变(14 mm:19 mm)。

■ 匹兹堡大学(Hasegawa et al.,2002a,b):回顾性分析了 82 名连续患者接受立体定向放射外科治疗的出血性海绵状血管畸形;每年出血率 34%,不包括首次出血。平均边缘剂量为 16.2 Gy,平均体积为 1.85 cm³。平均随访 5 年,放射手术后前 2 年的平均出血率为 12%,从 2 年到 12 年的平均出血率<1%。放射外科治疗后,11 名患者(13%)有新的神经症状,但是没有出血。

三叉神经痛

初级治疗

■ 法国马赛(Régis et al., 2006)：100 例三叉神经痛患者立体定向放射外科治疗(中位剂量 85 Gy)的 I 期前瞻性试验；42% 有既往手术史。12 个月时，83% 的患者无疼痛，58% 的患者无疼痛且不再进行药物治疗，挽救率为 17%。不良反应包括 6% 的患者出现轻度面部感觉异常和 4% 的患者存在感觉过敏。

■ 弗吉尼亚大学(Sheehan et al., 2005a，b)：151 名连续患者接受立体定向放射外科治疗三叉神经痛，中位随访 19 个月。疼痛缓解的中位时间为 24 天；在第 3 年时，34% 的患者无疼痛，70% 的患者疼痛得到改善。12 名患者在治疗后出现面部麻木的新发症状，这与重复的伽马刀放射外科治疗有关。单变量分析显示：右侧神经痛和先前的神经切除术与无痛结果相关；多变量分析对右侧神经痛同样重要。

■ 比利时布鲁塞尔和法国马赛(Massager et al., 2007)：将 358 例三叉神经痛患者进行回顾性分层分为 3 个剂量组，分别为＜90 Gy(无阻滞)、90 Gy(无阻滞)和 90 Gy(有阻滞)。3 个剂量组中，66%、77% 和 84% 的患者得到较好的疼痛控制，81%、85% 和 90% 得到良好的疼痛控制，15%、21% 和 49% 的患者有轻微三叉神经毒性，1.4%、2.4% 和 10% 的患者有较大的毒性。

■ Brisman(2007)：回顾了 85 例三叉神经痛患者，这些患者接受了微血管减压术(MVD, $n = 24$)或伽马刀放射外科治疗($n = 61$)，并进行了随访。12 个月和 18 个月时，68% 接受微血管减压术的患者疼痛完全缓解，接受立体定向放射外科治疗患者的比率则为 58% 和 24%；部分疼痛缓解比率则更为等效。无永久性并发症。

再治疗

■ 加利福尼亚大学旧金山分校(Sanchez-Mejia et al., 2005)：回顾性分析了在 209 名初治患者中，有 32 名因三叉神经痛复发再次接受治疗，分别为接受微血管减压术($n = 19$)、射频消融术(RFA, $n = 5$)和立体定向放射外科治疗($n = 8$)。接受射频消融术的再治疗率(42%)显著高于微血管减压术(20%)

或立体定向放射外科治疗(8%)的再治疗率。

■ 哥伦比亚(Brisman，2003)：回顾性分析了335名原发性三叉神经痛患者，这些患者接受最大剂量为75 Gy的伽马刀放射外科治疗，然后有45名患者再接受最大剂量达到40 Gy的伽马刀放射外科治疗(平均间隔18个月)。62%的患者最终疼痛缓解率为50%或更高；无前外科手术是再治疗的独立预测因子。2名患者出现明显的感觉迟钝；没有其他严重的并发症。

■ Zhang等(2005)：回顾性分析了40名三叉神经痛患者，这些患者先接受了75 Gy的伽马刀放射外科治疗，然后再接受40 Gy的伽马刀放射外科再治疗。通过基于标志点的配准算法，确定初级治疗和再治疗等中心之间的空间关系。等中心之间距离越远，疼痛缓解效果越好；然而，第二个等中心的位置不管是在脑干的近端或远端都不是很重要。完全有反应或接近完全反应的患者平均距离为2.9 mm，而所有其他有反应的患者的平均距离为1.9 mm。

■ Dvorak等(2009)：回顾性分析了28名三叉神经痛患者，这些患者先接受中位80 Gy的伽马刀放射外科治疗，然后在中位间隔18个月后接受中位45 Gy的伽马刀放射外科再治疗。单变量分析显示没有与疼痛控制或并发症显著相关的预测因子。然而，结合同行分析的再治疗数据(215名患者)进行分析发现，改善疼痛控制和新的三叉神经功能障碍都与更大的剂量相关：累积剂量>130 Gy可能导致>50%的疼痛控制以及>20%的新的功能障碍风险。

松果体肿瘤

■ 匹兹堡大学(Hasegawa et al.，2002a，b)：回顾性分析16例接受立体定向放射外科治疗的松果体实质肿瘤患者(10例松果体细胞瘤、2例混合松果体细胞瘤/松果体母细胞瘤和4例松果体母细胞瘤)。平均剂量为15 Gy，平均靶区体积为5 cm^3。2年和5年的总生存率为75%和67%，29%的患者完全缓解，57%部分缓解，14%疾病稳定。局部控制率达到100%，虽然有4例患者死于软脑膜或颅外扩散。立体定向放射外科治疗后2例患者分别在7个月和13个月出现凝视麻痹，一例患者症状使用类固醇激素得到解决，另一例患者的症状持续到死亡。

■ 法国马赛(Reyns et al.，2006)：回顾性分析了13例接受立体定向放射外科治疗(平均边缘剂量 15 Gy)的松果体实质肿瘤患者(8 例松果体细胞瘤和 5 例松果体母细胞瘤)。平均随访 34 个月,局部控制率 100%;2 例松果体母细胞瘤在立体定向放射外科治疗区域外进展从而导致死亡。没有与立体定向放射外科治疗相关的重大死亡率或发病率。

■ 英格兰(Yianni et al., 2012):回顾性分析了 44 例接受立体定向放射外科治疗的松果体肿瘤患者(11 例松果体实质肿瘤、6 例星形细胞瘤、3 例室管膜瘤、2 例乳头状上皮肿瘤和 2 例生殖细胞肿瘤)。平均剂量为 18.2 Gy,平均靶区体积为 3.8 cm³。1 年和 5 年无进展生存率为 93%和 77%,但分离侵袭性肿瘤与惰性病变分别显示 5 年无进展生存率为 47%和 91%。肿瘤分级、既往放射治疗和放射性坏死与较差的结果相关。

功能障碍

癫痫

■ 加利福尼亚大学旧金山分校(Chang et al., 2010):前瞻性随机研究了 30 例顽固性内侧颞叶癫痫患者,分别于 2 cm 前额海马和海马旁的豆状核进行 20 Gy/1 Fx 和 24 Gy/1 Fx 伽马刀放射外科治疗。尽管早期磁共振成像改变可预测长期癫痫发作的缓解,但两组间癫痫控制的差异无显著性(59%:77%)。

帕金森病与原发性震颤

■ 日本(Ohye et al., 2012):72 例顽固性帕金森病或原发性震颤患者的前瞻性多中心研究,这些患者接受伽马刀放射外科选择性丘脑毁损治疗,对丘脑腹中间核侧部治疗 130 Gy,分割 1 次(距离前端丘脑 45%的距离的位置)。在完成 24 个月随访的 53 例患者中,有 43 例(81%)患者出现改善震颤的极好或良好反应。无永久性临床并发症。

■ 匹兹堡大学(Kondziolka et al., 2008):对 31 例医学难治性特发性震颤患者的伽马刀放射外科丘脑毁损术进行回顾性分析。丘脑腹中间核治疗 130～140 Gy,分割 1 次。中位随访 26 个月,平均震颤评分提高 54%,平均手写评分提高 39%,大多数患者(69%)的平均震颤评分和平均手写评分都有所改善。放射外科治疗 6 个月后,1 例患者有轻度右侧偏瘫和言语障碍,1 例患者有右侧偏瘫和吞咽困难。

(陆冬青　鲍文澜　姚　原)

参考文献

Andrews D W, et al. Whole brain radiation therapy with or without stereotactic radiosurgery boost for patients with one to three brain metastases: phase III results of the RTOG 9508 randomised trial. Lancet. 2004, 363: 1665 - 1672.

Aoyama H, et al. Stereotactic radiosurgery plus whole-brain radiation therapy vs. stereotactic radiosurgery alone for treatment of brain metastases: a randomized controlled trial. JAMA. 2006, 295: 2483 - 2491.

Barker F G, et al. Dose-volume prediction of radiation-related complications after proton beam radiosurgery for cerebral arteriovenous malformations. J Neurosurg. 2003, 99: 254 - 263.

Bhatnagar A K, Flickinger J C, Kondziolka D, et al. Stereotactic radiosurgery for four or more intracranial metastases. Radiat Oncol Biol. 2006, 64: 898 - 903.

Brisman R. Microvascular decompression vs. gamma knife radiosurgery for typical trigeminal neuralgia: preliminary findings.Stereotact Funct Neurosurg. 2007, 85: 94 - 98.

Brisman R. Repeat gamma knife radiosurgery for trigeminal neuralgia. Stereotact Funct Neurosurg. 2003, 81: 43 - 49.

Chang E F, et al. Predictors of efficacy after stereotactic radiosurgery for medial temporal lobe epilepsy. Neurology. 2010, 74: 165 - 172.

Chang E L, et al. Neurocognition in patients with brain metastases treated with radiosurgery or radiosurgery plus whole-brain irradiation: a randomised controlled trial. Lancet Oncol. 2009, 10: 1037 - 1044.

Chopra R, Kondziolka D, Niranjan A, et al. Long-term follow-up of acoustic schwannoma radiosurgery with marginal tumor doses of 12 to 13 Gy. Radiat Oncol Biol. 2007, 68: 845 - 851.

Chun S G, et al. A retrospective analysis of tumor volumetric responses to five-fraction stereotactic radiotherapy for paragangliomas of the head and neck (glomus tumors). Stereotact Funct Neurosurg. 2014, 92: 153 - 159.

Ding C, et al. Multi-staged robotic stereotactic radiosurgery for large cerebral arteriovenous malformations. Radiother Oncol. 2013, 109: 452 - 456.

Ding D, et al. Radiosurgery for Spetzler-Martin Grade III arteriovenous malformations. J Neurosurg. 2014, 120: 959 - 969.

Donnet A, Tamura M, Valade D, et al. Trigeminal nerve radiosurgical treatment in intractable chronic cluster headache: unexpected high toxicity. Neurosurgery. 2006, 59: 1252 - 1257. Discussion 1257.

Dvorak T, et al. Retreatment of trigeminal neuralgia with Gamma Knife radiosurgery: is there an appropriate cumulative dose? Clinical article. J Neurosurg. 2009, 111: 359 – 364.

Fokas E, Henzel M, Surber G, et al. Stereotactic radiation therapy for benign meningioma: longterm outcome in 318 patients. Int J Radiat Oncol Biol Phys. 2014, 89: 569 – 575.

Gaspar L, et al. Recursive partitioning analysis (RPA) of prognostic factors in three Radiation Therapy Oncology Group (RTOG) brain metastases trials. Radiat Oncol Biol. 1997, 37: 745 – 751.

Gottfried O N, Liu J K, Couldwell W T. Comparison of radiosurgery and conventional surgery for the treatment of glomus jugulare tumors. Neurosurg Focus. 2004, 17: E4.

Hasegawa T, Kondziolka D, Hadjipanayis C G, et al. The role of radiosurgery for the treatment of pineal parenchymal tumors. Neurosurgery. 2002a, 51: 880 – 889.

Hasegawa T, et al. Long-term results after stereotactic radiosurgery for patients with cavernous malformations. Neurosurgery. 2002b, 50: 1190 – 1197. discussion 1197 – 1198.

Hattangadi-Gluth J A, et al. Single-fraction proton beam stereotactic radiosurgery for cerebral arteriovenous malformations. Int J Radiat Oncol Biol Phys. 2014, 89: 338 – 346.

Iwata H, et al. Hypofractionated stereotactic radiotherapy with CyberKnife for nonfunctioning pituitary adenoma: high local control with low toxicity. Neuro Oncol. 2011, 13: 916 – 922.

Kano H, et al. Stereotactic radiosurgery for intractable cluster headache: an initial report from the North American Gamma Knife Consortium. J Neurosurg. 2011, 114: 1736 – 1743.

Kased N, et al. Gamma knife radiosurgery for brainstem metastases: the UCSF experience. J Neurooncol. 2008, 86: 195 – 205.

Kaur G, et al. Adjuvant radiotherapy for atypical and malignant meningiomas: a systematic review. Neuro Oncol. 2014, 16: 628 – 636.

Kocher M, et al. Adjuvant whole-brain radiotherapy versus observation after radiosurgery or surgical resection of one to three cerebral metastases: results of the EORTC 22952 – 26001 study. J Clin Oncol. 2011, 29: 134 – 141.

Kocher M, et al. Linac radiosurgery versus whole brain radiotherapy for brain metastases. A survival comparison based on the RTOG recursive partitioning analysis. Strahlenther Onkol. 2004, 180: 263 – 267.

Kollová A, et al. Gamma Knife surgery for benign meningioma. J Neurosurg. 2007, 107: 325 – 336.

Koltz M T, et al. Long-term outcome of Gamma Knife stereotactic radiosurgery for arteriovenous malformations graded by the Spetzler-Martin classification. J Neurosurg. 2013, 118: 74 – 83.

Kondziolka D, Patel A, Lunsford L D, et al. Stereotactic radiosurgery plus whole brain radiotherapy versus radiotherapy alone for patients with multiple brain metastases. Radiat Oncol Biol. 1999a, 45: 427 – 434.

Kondziolka D, Levy E I, Niranjan A, et al. Long-term outcomes after meningioma radiosurgery: physician and patient perspectives. J Neurosurg. 1999b, 91: 44 - 50.

Kondziolka D, Patel A D, Kano H, et al. Longterm outcomes after gamma knife radiosurgery for meningiomas. Am J Clin Oncol. 2014. doi: 10. 1097/COC. 0000000000000080.

Kondziolka D, et al. Gamma knife thalamotomy for essential tremor. J Neurosurg. 2008, 108: 111 - 117.

Lad S P, et al. Cyberknife targeting the pterygopalatine ganglion for the treatment of chronic cluster headaches. Neurosurgery. 2007, 60: E580 - E581. discussion E581.

Linskey M E, et al. The role of stereotactic radiosurgery in the management of patients with newly diagnosed brain metastases: a systematic review and evidence-based clinical practice guideline. J Neurooncol. 2010, 96: 45 - 68.

Lunsford L D, Niranjan A, Flickinger J C, et al. Radiosurgery of vestibular schwannomas: summary of experience in 829 cases. J Neurosurg. 2005, 102(Suppl): 195 - 199.

Maruyama K, et al. The risk of hemorrhage after radiosurgery for cerebral arteriovenous malformations. N Engl J Med. 2005, 352: 146 - 153.

Massager N, et al. Influence of nerve radiation dose in the incidence of trigeminal dysfunction after trigeminal neuralgia radiosurgery. Neurosurgery. 2007, 60: 681 - 687. discussion 687 - 688.

Matsuo T, Kamada K, Izumo T, et al. Linear accelerator-based radiosurgery alone for arteriovenous malformation: more than 12 years of observation. Int J Radiat Oncol Biol Phys. 2014, 89: 576 - 583.

McClelland S, Tendulkar R D, Barnett G H, et al. Longterm results of radiosurgery for refractory cluster headache. Neurosurgery. 2006, 59: 1258 - 1262. discussion 1262 - 1263.

Meijer O W M, Vandertop W P, Baayen J C, et al. Singlefraction vs. fractionated linac-based stereotactic radiosurgery for vestibular schwannoma: a single-institution study. Radiat Oncol Biol. 2003, 56: 1390 - 1396.

Morimoto M, et al. Hypofractionated stereotactic radiation therapy in three to five fractions for vestibular schwannoma. Jpn J Clin Oncol. 2013, 43: 805 - 812.

Ohye C, et al. Gamma knife thalamotomy for Parkinson disease and essential tremor: a prospective multicenter study. Neurosurgery. 2012, 70: 526 - 535. discussion 535 - 536.

Park S - H, Kano H, Niranjan A, et al. Stereotactic radiosurgery for cerebellopontine angle meningiomas. J Neurosurg. 2014, 120: 708 - 715.

Pollock B E, Kondziolka D. Stereotactic radiosurgical treatment of sphenopalatine neuralgia. Case report. J Neurosurg. 1997, 87: 450 - 453.

Pollock B E. Stereotactic radiosurgery in patients with glomus jugulare tumors. Neurosurg Focus. 2004, 17: E10.

Pollock B E, Stafford S L, Utter A, et al. Stereotactic radiosurgery provides equivalent tumor control to Simpson Grade 1 resection for patients with small- to mediumsize meningiomas. Radiat Oncol Biol. 2003, 55: 1000 - 1005.

Poorthuis M H, Klijn C J, Algra A, et al. Treatment of cerebral cavernous malformations: a systematic review and meta-regression analysis. J Neurol Neurosurg Psychiatry. 2014,

85(12): 1319 - 1323.

Régis J, et al. Prospective controlled trial of gamma knife surgery for essential trigeminal neuralgia. J Neurosurg. 2006, 104: 913 - 924.

Régis J, et al. Functional outcome after gamma knife surgery or microsurgery for vestibular schwannomas. J Neurosurg. 2002, 97: 1091 - 1100.

Reyns N, et al. The role of Gamma Knife radiosurgery in the treatment of pineal parenchymal tumours. Acta Neurochir (Wien). 2006, 148: 5 - 11. discussion 11.

Sanchez-Mejia R O, et al. Recurrent or refractory trigeminal neuralgia after microvascular decompression, radiofrequency ablation, or radiosurgery. Neurosurg Focus. 2005, 18: e12.

Santacroce A, et al. Long-term tumor control of benign intracranial meningiomas after radiosurgery in a series of 4565 patients. Neurosurgery. 2012, 70: 32 - 39. discussion 39.

Shaw E, et al. Single dose radiosurgical treatment of recurrent previously irradiated primary brain tumors and brain metastases: final report of RTOG protocol 90 - 05. Radiat Oncol Biol. 2000, 47: 291 - 298.

Sheehan J, Pan H - C, Stroila M, et al. Gamma knife surgery for trigeminal neuralgia: outcomes and prognostic factors. J Neurosurg. 2005a, 102: 434 - 441.

Sheehan J P, et al. Gamma Knife radiosurgery for sellar and parasellar meningiomas: a multicenter study. J Neurosurg. 2014, 120: 1268 - 1277.

Sheehan J P, et al. Stereotactic radiosurgery for pituitary adenomas: an intermediate review of its safety, efficacy, and role in the neurosurgical treatment armamentarium. J Neurosurg. 2005b, 102: 678 - 691.

Sneed P K, et al. Radiosurgery for brain metastases: is whole brain radiotherapy necessary? Radiat Oncol Biol. 1999, 43: 549 - 558.

Sneed P K, et al. A multi-institutional review of radiosurgery alone vs. radiosurgery with whole brain radiotherapy as the initial management of brain metastases. Radiat Oncol Biol. 2002, 53: 519 - 526.

Soltys S G, et al. Stereotactic radiosurgery of the postoperative resection cavity for brain metastases. Radiat Oncol Biol. 2008, 70: 187 - 193.

Stafford S L, et al. Meningioma radiosurgery: tumor control, outcomes, and complications among 190 consecutive patients.Neurosurgery. 2001, 49: 1029 - 1037. discussion 1037 - 1038.

Starke R, et al. Stereotactic radiosurgery of petroclival meningiomas: a multicenter study. J Neurooncol. 2014. doi: 10.1007/s11060 - 014 - 1470 - x.

Weber D C, et al. Proton beam radiosurgery for vestibular schwannoma: tumor control and cranial nerve toxicity. Neurosurgery. 2003, 53: 577 - 586. discussion 586 - 588.

Xu Z, Lee Vance M, Schlesinger D, et al. Hypopituitarism after stereotactic radiosurgery for pituitary adenomas. Neurosurgery. 2013, 72: 630 - 637.

Yamamoto M, et al. Long-term follow-up results of intentional 2-stage Gamma Knife surgery with an interval of at least 3 years for arteriovenous malformations larger than 10 cm^3. J Neurosurg. 2012, 117(Suppl): 126 - 134.

Yianni J, et al. Stereotactic radiosurgery for pineal tumours. Br J Neurosurg. 2012, 26:

361－366.

Zhang P，Brisman R，Choi J，et al. Where to locate the isocenter? The treatment strategy for repeat trigeminal neuralgia radiosurgery. Radiat Oncol Biol. 2005，62：38－43.

Zindler J D，Slotman B J，Lagerwaard F J. Patterns of distant brain recurrences after radiosurgery alone for newly siagnosed brain metastases：implications for salvage therapy. Radiother Oncol. 2014，112(2)：212－216.

第五章
脊柱

David R. Raleigh, Igor J. Barani & David A. Larson

要点

■ 在成人,脊髓开始于枕骨大孔,结束于 L1～L2 水平。在脊髓以下,脊髓的蛛网膜下腔扩展到 S2～S3,脊髓腔延续至尾骨的下极。

■ 脊椎骨和硬脑膜外的转移性肿瘤是脊髓肿瘤的最大来源。

■ 主要的脊髓肿瘤,如脊索瘤和软骨肉瘤,占所有中枢神经系统肿瘤的 4%～6%,相对多见于小儿患者。

■ 脊髓肿瘤主要来源于脊髓腔(65%),也有可能来源于脊髓(10%)和脊柱骨(10%)。

■ 症状包括从影像检查的偶然发现(特别是在使用高剂量类固醇的患者)到完全瘫痪,但最常见的症状是疼痛。

■ Brown-Sécquard 综合征:对侧肢体的运动和触觉功能损伤,以及同侧疼痛和温度感觉缺失。

■ 经过 SBRT 治疗后的转移性脊椎肿瘤局部控制率在 80%～100%(Lo et al.,2010);而传统放射治疗,对于比较小的转移病灶局控率大约在 86%,大面积转移病灶则下降为 46%(Mizumoto et al.,2011)。

■ 与标准分割次数相比,SBRT 治疗脑膜瘤、神经鞘瘤和脊髓恶性肿瘤(胶质母细胞瘤、室管膜瘤和转移瘤)的风险-效益比尚不清楚。

■ SBRT 应在骨水泥成形术之前进行,可以防止有活性的肿瘤细胞外渗进入硬膜外腔(表 5-1)。

表 5-1 治 疗 指 征

脊髓肿瘤 SBRT 的 ASTRO 指南	■ 预计生存期≥3 个月 ■ 有限的肿瘤负荷 ■ 曾经做过放疗的位置 ■ 术后放疗 ■ 临床实验入组
脊髓压迫	■ 有限的压迫(1~2 个椎体) ■ 亚急性主诉(结果不受 SBRT 计划延迟影响) ■ 再程放疗
原发性脊髓肿瘤	■ 术后辅助放疗 ■ 挽救性治疗

诊断检查

■ 病史和体格检查着重于神经系统。

■ 系统回顾,包括:

　　■ 乏力部位。

　　■ 感觉改变部位。

　　■ 大小便失禁和肛周麻痹可能提示马尾受侵。

　　■ 背部疼痛。

■ 除了有局部邻近脏器受侵或者远处血行转移,实验室数据不要求必须做。

■ 图像:

　　■ MRI 仍然是诊断脊髓肿瘤的金标准,并且是勾画 SBRT 靶区的关键。

　　■ CT 造影(平扫或者甲泛葡胺增强)对于脊柱有金属移植物或者有心脏支架的患者有诊断价值。在一些机构,CT 造影是 SBRT 计划的标准实践方式。

　　■ MRI 可用于评估神经根受累,但在 SBRT 计划中作用有限。

放射外科技术

治疗计划系统

■ 随着非侵入式固定装置的准确度达到 1~2 mm 和 1°~2°(Ryu et al., 2003;

Yenice et al.，2003)，棘突相连的侵入性立体定向框架已经失去了青睐（Hamilton & Lulu，1995；Hamilton et al.，1995）。

■ 经皮将金标植入椎弓根的荧光标记法能够提高肿瘤靶区的精度，但脊髓追踪应用得更多。

■ 对于复杂骶骨系统的根治性治疗，可以考虑用经皮骶前球囊植入来替代直肠位置。

■ CT 模拟定位层厚≤3 mm（推荐 1～1.5 mm）。

■ MRI 和/或 CT 脊髓造影应用于脊椎硬化症的患者。

■ 可以做 MRI 或者 PET/CT 图像融合。

■ 靶区体积：

　■ GTV：CT/MRI 上的残留病灶。

　■ CTV：GTV 加上术后复发高危区域。

　■ PTV：CTV＋1.5～2 mm 边界（关键神经系统结构除外）。

处方剂量

■ 目前还没有有价值的随机化研究提供可靠的剂量推荐，明确的剂量-疼痛控制反应关系还没有确立。然而，对于有症状或者抗放射性的组织学亚型，增加剂量以提高控制率是趋势。

■ 没有接受过放射治疗的局限病灶患者：16～24 Gy/1 次。

■ 没有接受过放射治疗的多病灶患者：20～27 Gy/2～3 次。

■ 接受过放射治疗的多病灶患者：20～25 Gy/5 次。

■ 脊索瘤：40 Gy/5 次（UCSF 推荐）。

剂量给予

■ 对于多次治疗，每隔 1 天或 1 周 2 次提供剂量。

■ 首次治疗用 kV X 线或者 CBCT 验证，以脊柱或者指定的基准标记物对齐。

■ 治疗疗程较长或者患者不能保持固定时，需要用 kV X 线胶片或者 CBCT 隔次验证。

毒性反应和处理

- 急性毒性反应(≤6 周)：

  - 对于治疗胸椎、腰椎、骶椎病灶,低风险的急性自限性食管炎、恶心、呕吐、腹泻,可以应用止吐剂和止泻剂。

  - 皮肤损伤是少见、轻微的,通常局限于病变部位棘突旁后背位置。

- 晚期损伤(＞6 周)：

  - 压缩性骨折是传统放疗后的低风险不良事件(～5%),但是估计在 SBRT 后概率升为 11%～39%。

  - 食管和细支气管的严重晚期损伤(如坏死和溃疡)很少见,不过可能需要外科手术治疗。

  - 臂丛、腰丛和脊髓的晚期损伤,包括自限性脊髓病和慢性进展性脊髓病,非常少见,可以应用高压氧舱治疗。

  - Lhermitte 综合征,一种肢体电感觉的变弱,常常先于放射性脊髓病的神经功能缺损。

建议随访

- 2 年内体格检查和脊柱 MRI 每 2～3 个月 1 次;接下来 3 年,每 6 个月 1 次;5 年后,每年 1 次。

证据

剂量和技术

- Yamada 等(2005)：非创伤性固定装置固定脊旁立体定向放疗或图像引导放射治疗,精度在 2 mm 以内。35 例患者(14 例原发肿瘤和 21 例转移灶)累及椎管的肿瘤,以前照射或治疗达到常规脊髓耐受剂量。PTV = 肿瘤病灶 + 1 cm 边缘,脊髓除外。对于首次治疗,PTV 中位剂量为 7 000 cGy/33 次,

V100 为 90%；中位脊髓最大剂量为 68%。在再照射病例中，PTV 中位剂量为 20 Gy/5 次，V100 为 88%，中位脊髓最大剂量为 34%。中位随访时间 11 个月，无放射性脊髓病发生。90% 的患者随访 3 个月后，疼痛、虚弱或轻度麻痹减轻。继发性和原发性恶性肿瘤的局部控制率分别为 75% 和 81%。

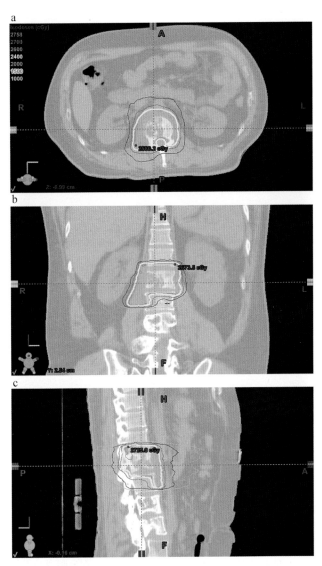

图 5‑1　椎体转移病灶的 SBRT。 患者，39 岁，男性，鼻咽癌 IVC 期，有疼痛主诉的 L1 转移，并且延伸到双侧硬膜外和右侧腰大肌。应用快速拉弧的立体定向放射治疗，6 MV 光子射线单次治疗，剂量 2 400 cGy，处方剂量为 87% 的等剂量线

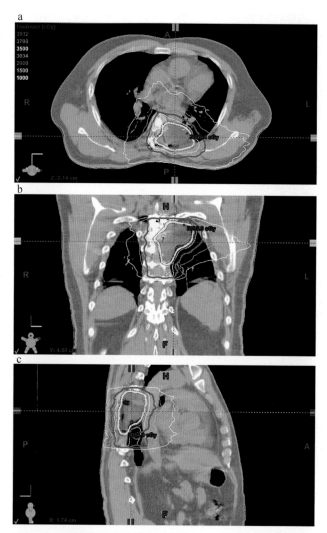

图 5 - 2 原发性脊髓肿瘤术后 SBRT。患者,49 岁,男性,曾有甲状腺髓样癌病史,后出现第七后肋病灶疼痛,行姑息性放疗3 300 cGy/11 次。在随后的 2 年,病灶进一步发展,活检显示为软骨肉瘤。在大体切除术和 2 次复发后,GTV 用快速拉弧立体定向放射外科治疗,总剂量为 3 500 cGy/5 次,2 000 cGy 至手术区域,使用 6 MV光子,处方剂量为 88%的等剂量线

■ Chang 等(2007):在 MD 安德森癌症中心,对 63 例患者 74 个转移性脊髓肿瘤病灶行 SBRT 的前瞻性 I / II 期研究(30 Gy/5 次或 27 Gy/3 次;脊髓最大剂量小于 10 Gy)。先前接受过照射的患者($n = 35$,56%)剂量小于45 Gy。中位随访 21.3 个月;无神经病变或脊髓病变。1 年无进展生存率为 84%。失

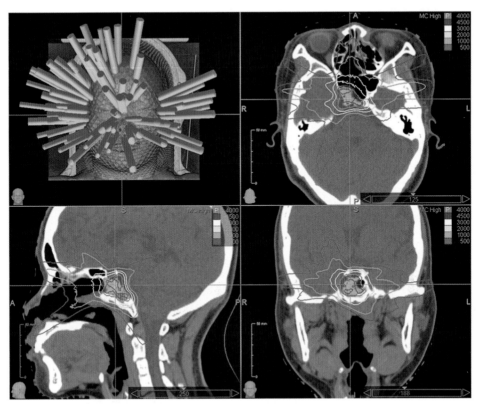

图 5-3　斜坡脊索瘤 SBRT。患者,女性,30 岁,斜坡脊索瘤,行内镜下鼻内经蝶骨切除术,1 年后复发,行完全切除术。肿瘤用辅助机器人放射外科手术治疗,总剂量 4 000 cGy,连续 5 天完成,6 MV 光子射线,处方剂量为 83% 的等剂量线。左上方显示光束角度,接下来依次为横断面、冠状面和矢状面 CT 图像的等剂量线,红色为 PTV

败的主要原因是局限于邻近骨(即椎弓根和椎体后部)和硬膜外腔的复发。在 6 个月内,麻醉药使用率从 60% 下降到 36%。

■ Ryu 等(2008):49 例患者的 61 个单独的脊髓转移病灶应用 SBRT 治疗,单次治疗 10～16 Gy。治疗区域上下 6 mm 以内脊髓 V10 小于 10 Gy,中位疼痛缓解时间 14 天(最早在 24 h 以内)。46% 的患者疼痛完全缓解,19% 部分缓解。一年控制率为 84%,中位缓解期 13.3 个月。疼痛缓解剂量≥14 Gy。没有临床可检测的晚期毒性。

■ Yamada 等(2008):93 例患者的 100 个连续三节的脊髓转移灶,给予 18～24 Gy/1 次(中位剂量 24 Gy),规定 100% 的等剂量线,脊髓最大剂量≤14 Gy。具有严重脊髓压迫、机械不稳定、放疗史的患者被排除。中位随访期

和总生存期都是 15 个月;统计发现:90% 的患者局控发展到局部复发的中位
时间为 9 个月。放疗剂量是局控的有效预测因子,而不是组织学亚型。急性
毒性≤2 级,没有晚期毒性。所有病例在症状缓解期都没有局部失败的报道。

■ Amdur 等(2009):脊髓转移的 SBRT 的前瞻性Ⅱ期研究,包括了 21 例患者
的 25 个病灶,给予 15 Gy/1 次。初级终点是毒性,在无放疗史的患者($n =$
9),脊髓最大剂量≤12 Gy。在挽救性病例($n = 12$),脊髓最大剂量≤5 Gy。
中位随访时间是 11 个月,局控率为 95%,43% 的患者疼痛得到改善,但 1 年
总生存率为 25%,无进展生存率为 5%。急性毒性限于≤2 级的吞咽困难和
恶心,无晚期毒性。

脊髓压迫和再治疗

■ Milker-Zabel 等(2003):18 名患者的 19 个已做过放疗的脊髓转移灶(中位
剂量 38 Gy),因疼痛进展($n = 16$)或神经症状($n = 12$)而再次治疗。再次治
疗的中位时间是 17.7 个月。5 名患者接受了分次适形放疗(FCRT),14 例接
受了调强放疗(IMRT),采用立体定向技术固定。中位再次放疗剂量为
39.6 Gy(2 Gy/次),中位随访时间 12 个月,总生存率为 65%,局控率 95%。
疼痛缓解率 81%,神经症状改善 42%。84% 的患者肿瘤大小无变化。没有晚
期毒性。

■ Gerszten 等(2007):单组 393 名脊髓压迫的患者,接受了 12.5~25 Gy/次的
机器人辅助 SBRT 放疗(平均 20 Gy),做了前瞻性随访。共 500 个转移灶,
67% 预先做了 EBRT 放疗。86% 的患者有长期改善,84%(30/35)获得了神
经损伤的临床改善。SBRT 初次放疗的局控率为 90%,挽救性放疗 88%。无
放射性脊髓炎报告。

■ Sahgal 等(2009):单组回顾性研究,39 名患者 60 例椎旁转移灶,给予机器人
辅助的 SBRT 治疗。中位剂量 24 Gy/3 次,处方剂量定义为 60%~67% 的等
剂量曲线。62% 的病灶预先给予了 EBRT 放疗。中位总生存时间为 21 个
月,1 年和 2 年的无进展概率为 85% 和 69%。在再次放疗病例中,一年无进
展概率为 96%。初次放疗和挽救性放疗的总生存时间和无进展概率无显著
性差异。在 39 名患者 6 个月以上的随访中,无放射相关的脊髓病变和神经根

病变。所有病例中，局控失败定义为疼痛症状加重，其他状态为稳定，但未使用标准的疼痛量化表。

脊髓和颅底的脊索瘤和其他原发肿瘤

- Martin 等（2007）：28 名患者包括 18 例脊索瘤、10 例软骨肉瘤，都位于颅底。接受了伽马刀 SRS 治疗，2 例为主要治疗，其他为辅助治疗。22 人在 SRS 治疗前预先接受了分次放疗（中位剂量 65 Gy 和 75 CGE）。接受 SRS 之前的肿瘤平均体积为 9.8 cm³，肿瘤边缘的中位剂量为 16 Gy/次（范围 10.5～25 Gy），处方剂量规定为 50% 的等剂量线（1 例除外）。1 例患者有一过性急性反应。中位随访时间 7.7 年。软骨肉瘤的 5 年局控率为 80%±10%，脊索瘤的 5 年、10 年的局控率和总生存率都是 63%±10%。肿瘤控制未统计出有效因素。

- Henderson 等（2009）：18 名脊索瘤患者接受了机器人辅助的立体定向放射外科治疗。44% 位于脊柱，39% 位于斜坡，17% 位于骶骨。中位肿瘤体积为 128 cm³，中位剂量为 35 Gy/5 次。挽救性治疗剂量 28 Gy/4 次。5 年局控率为 59%，总生存率为 74%，疾病特异性生存率为 89%，在疼痛和生活质量上无改善。推荐肿瘤剂量 40 Gy/5 次，肿瘤边缘至少 1 cm，基于脊索瘤的 $\alpha/\beta=2.45$。

- 北美伽马刀联合会，Kano 等（2011）：来自 6 组研究的 71 名患者，脊索瘤 SRS 术后。中位体积 7.1 cm³，中位边缘剂量 15 Gy。5 年总生存率为 80%，93% 的患者未预先做分次放疗（$n=50$），43% 为预先放疗组（$n=21$）。较年轻的病例从确诊到 SRS 治疗前有一个较长的间期。无放疗史，<2 个脑神经损伤，更小的肿瘤体积，与更长的生存期有显著相关性。5 年总局控率为 66%，无放疗史的为 69%，有放疗史的为 62%。年龄大、有放疗史、较大的肿瘤体积与较差的局控显著相关。30% 的患者因先前的治疗造成的神经损伤获得了改善，中位响应时间为 4.6 个月。

- Jiang 等（2012）：20 名脊索瘤患者接受了机器人辅助的立体定向外科治疗（11 例为首次治疗，9 例为挽救性治疗），65% 有斜坡侵犯。平均肿瘤体积 16 cm³，平均边缘剂量 32.5 Gy/1～5 次，79% 的等剂量线。中位随访时间 34 个月，局控率为 55%，82% 为首次治疗，29% 为挽救性治疗。5 年总生存率为

52.5%。症状分级未报道。

■ Yamada 等(2013)：24 名脊索瘤患者，10 例位于骶骨，14 例位于脊柱，接受了单次的 SRS 治疗(中位剂量 24 Gy，100% 剂量线包括 95% 体积)。分为辅助组($n = 7$)和新辅助组($n = 13$)，只有 6 例继续做了手术切除。7 例患者因为术后复发而治疗。中位随访 24 个月，局控率为 95%，1 例在 SRS 后 11 个月进展。毒性限于 1 例坐骨神经病变和 1 例声带麻痹。症状分级未报道。

椎体压缩性骨折(VCF)

■ Rose 等(2009)：62 名患者，71 例脊髓转移灶接受了单次 SBRT(中位剂量 24 Gy)，主要是溶骨性脊柱病灶(65%)。中位随访期是 13 个月，在治疗后中位时间 25 个月，有 27 例发生了治疗部位的 VCF(39%)。VCF 的危险比：溶骨性肿瘤为 3.8，侵犯椎体体积 > 40%，为 3.9，病变位于胸 10 到骶骨，为 4.6。

■ Sahgal 等(2013)：一项汇集了美国 MD 安德森癌症中心、克利夫兰医院、多伦多大学的回顾性研究，252 名患者，410 例脊髓节段接受了 SBRT。中位随访 11.5 个月，总生存期 16 个月。27 例新发 VCF，30 例进展(总发生率 14%)。发生 VCF 的中位时间 2.46 个月，65% 发生于前 4 个月。单因素和多因素分析，分次量是一个显著的预测因子。在多因素分析中，VCF 基线、溶骨性肿瘤、脊柱畸形有显著性。分次量 ≤ 19 Gy，与分次量 ≥ 24 Gy 或 20 ~ 23 Gy 相比，VCF 的危险比为 5.25 和 4.91。

后期毒性

■ Ryu 等(2007)：一项回顾性研究，177 名患者有 230 例病灶接受了单次 SBRT，治疗范围包括肿瘤、椎体、椎弓根。无脊髓放疗史。处方剂量为 8 ~ 18 Gy，90% 等剂量线。无 PTV 边界，脊髓体积定义为病变上下各 6 mm。在剂量 18 Gy 的患者中，10% 的脊髓体积接受了平均 9.8 ± 1.5 Gy 的剂量。中位随访 6.4 个月，1 年生存率 49%。86 例存活 > 1 年的病例中，发生了 1 例放射性脊髓炎。

■ Gomez 等(2009)：一项回顾性研究，114 名患者有 119 例胸椎旁病变接受了单次 SBRT 治疗，中位剂量 24 Gy，食道和支气管的中位最大剂量为 12.5 Gy

和 11 Gy。在中位随访 11.6 个月后，7 例发生了≥2 级的食道毒性反应（其中 1 例因食道瘘施行了胃上提手术），2 例发生了≥2 级的气管毒性反应，未发生肺炎病例。

- Sahgal 等（2010）：5 例脊髓肿瘤在首次 SBRT 治疗后发生放射性脊髓炎的剂量报告。观察到放射性脊髓炎发生于脊膜囊处最大剂量 10.6～14.8 Gy/1 次，25.6 Gy/2 次，30.9 Gy/3 次。于 19 例 SBRT 后未发生脊髓病的剂量数据相比，与标准有效生物剂量（BED）有显著关联。脊髓后期反应的 α/β 值为 2，肿瘤效应的 α/β 值为 10，在 10 Gy/1 次到 35 Gy/5 次之间具有放射脊髓炎的低度风险。

- Sahgal 等（2012）：5 例在挽救性 SBRT 治疗后发生放射性脊髓炎的剂量报告。脊髓首次接受了连续性 EBRT（中位剂量 40 Gy/20 次）。与另一组 14 例未发生放射性脊髓炎的姑息性放疗患者相比，在脊膜囊处平均 EQD2 的最大点剂量（P_{MAX}）有显著提高（67.4 Gy vs 20 Gy），总 PMAX（105.8 Gy vs 62.3 Gy）。模型显示，姑息性放疗至少 5 个月后给予脊膜囊 SBRT 治疗的再放疗 P_{MAX}EQD2 剂量为 20～25 Gy，总 P_{MAX} EQD2 不超过 70 Gy 似乎是安全的。并且脊膜囊 P_{MAX} EQD2 不大于总 EQD2 的一半。

正在进行的研究

RTOG 0631：一项随机的、前瞻性的、多中心研究，单次脊髓 SBRT 剂量 8 Gy vs 16～18 Gy（1∶2 随机）［基于 RTOG 97－14（2005），30 Gy/10 次 vs 8 Gy/1 次治疗疗效相同的结果］，患者按照脊髓转移灶数目、肿瘤病理和 SBRT 剂量分层。主要终点为疼痛控制，目标注册 380 例。

（董　芸　韩增伟）

参考文献

Amdur R J，Bennett J，Olivier K，et al. A prospective，phase II study demonstrating the potential value and limitation of radiosurgery for spine metastases. Am J Clin Oncol. 2009，32(5)：515-520.

Chang E L，Shiu A S，Mendel E，et al. Phase I/II study of stereotactic body radiotherapy

for spinal metastasis and its pattern of failure. J Neurosurg Spine. 2007, 7 (2):
151 – 160.

Cruz J P, Sahgal A, Whyne C, et al. Tumor extravasation following a cement augmentation
procedure for vertebral compression fracture in metastatic spinal disease. J Neurosurg
Spine. 2014, 21(3): 372 – 377.

Gerszten P C, Burton S A, Belani C P, et al. Radiosurgery for the treatment of spinal lung
metastases. Cancer. 2006, 107(11): 2653 – 2661.

Gerszten P C, Burton S A, Ozhasoglu C, et al. Stereotactic radiosurgery for spinal
metastases from renal cell carcinoma. J Neurosurg Spine. 2005a, 3(4): 288 – 295.

Gerszten P C, Burton S A, Ozhasoglu C, et al. Radiosurgery for spinal metastases: clinical
experience in 500 cases from a single institution. Spine (Phila Pa 1976). 2007, 32(2):
193 – 199.

Gerszten P C, Burton S A, Quinn A E, et al. Radiosurgery for the treatment of spinal
melanoma metastases. Stereotact Funct Neurosurg. 2005b, 83(5 – 6): 213 – 221.

Gomez D R, Hunt M A, Jackson A, et al. Low rate of thoracic toxicity in palliative
paraspinal single-fraction stereotactic body radiation therapy. Radiother Oncol. 2009,
93(3): 414 – 418.

Hamilton A J, Lulu B A. A prototype device for linear accelerator-based extracranial
radiosurgery. Acta Neurochir Suppl. 1995, 63: 40 – 43.

Hamilton A J, Lulu B A, Fosmire H, et al. Preliminary clinical experience with linear
accelerator-based spinal stereotactic radiosurgery. Neurosurgery. 1995, 36 (2):
311 – 319.

Hartsell W F, Scott C B, Bruner D W, et al. Randomized trial of short- versus long-course
radiotherapy for palliation of painful bone metastases. J Natl Cancer Inst. 2005, 97
(11): 798 – 804.

Henderson F C, McCool K, Seigle J, et al. Treatment of chordomas with CyberKnife:
georgetown university experience and treatment recommendations. Neurosurgery. 2009,
64(2 Suppl): A44 – 53.

Jiang B, Veeravagu A, Lee M, et al. Management of intracranial and extracranial
chordomas with CyberKnife stereotactic radiosurgery. J Clin Neurosci. 2012, 19(8):
1101 – 1106.

Kano H, Iqbal F O, Sheehan J, et al. Stereotactic radiosurgery for chordoma: a report from
the North American Gamma Knife Consortium. Neurosurgery. 2011, 68(2): 379 – 389.

Linstadt D, Nakamura J L. Spinal cord tumors. In: Hoppe R, Phillips TL, Roach M,
editors. Leibel and Phillips textbook of radiation oncology. 3rd ed. Philadelphia:
Elsevier/Saunders; 2010. p.509 – 522.

Lo S S, Sahgal A, Wang J Z, et al. Stereotactic body radiation therapy for spinal
metastases. Discov Med. 2010, 9(47): 289 – 296.

Martin J J, Niranjan A, Kondziolka D, et al. Radiosurgery for chordomas and
chondrosarcomas of the skull base. J Neurosurg. 2007, 107(4): 758 – 764.

Milker-Zabel S, Zabel A, Thilmann C, et al. Clinical results of retreatment of vertebral
bone metastases by stereotactic conformal radiotherapy and intensity-modulated

radiotherapy. Int J Radiat Oncol Biol Phys. 2003, 55(1): 162 – 167.

Mizumoto M, Harada H, Asakura H, et al. Radiotherapy for patients with metastases to the spinal column: a review of 603 patients at Shizuoka Cancer Center Hospital. Int J Radiat Oncol Biol Phys. 2011, 79(1): 208 – 213.

Rose P S, Laufer I, Boland P J, et al. Risk of fracture after single fraction image-guided intensity-modulated radiation therapy to spinal metastases. J Clin Oncol. 2009, 27(30): 5075 – 5079.

Ryu S, Fang Yin F, Rock J, et al. Image-guided and intensity-modulated radiosurgery for patients with spinal metastasis. Cancer. 2003, 97(8): 2013 – 2018.

Ryu S, Jin J Y, Jin R, et al. Partial volume tolerance of the spinal cord and complications of single-dose radiosurgery. Cancer. 2007, 109(3): 628 – 636.

Ryu S, Jin R, Jin J Y, et al. Pain control by image-guided radiosurgery for solitary spinal metastasis. J Pain Symptom Manag. 2008, 35(3): 292 – 298.

Sahgal A, Ames C, Chou D, et al. Stereotactic body radiotherapy is effective salvage therapy for patients with prior radiation of spinal metastases. Int J Radiat Oncol Biol Phys. 2009, 74(3): 723 – 731.

Sahgal A, Atenafu E G, Chao S, et al. Vertebral compression fracture after spine stereotactic body radiotherapy: a multi-institutional analysis with a focus on radiation dose and the spinal instability neoplastic score. J Clin Oncol. 2013, 31(27): 3426 – 3431.

Sahgal A, Ma L, Gibbs I, et al. Spinal cord tolerance for stereotactic body radiotherapy. Int J Radiat Oncol Biol Phys. 2010, 77(2): 548 – 553.

Sahgal A, Ma L, Weinberg V, et al. Reirradiation human spinal cord tolerance for stereotactic body radiotherapy. Int J Radiat Oncol Biol Phys. 2012, 82(1): 107 – 116.

Yamada Y, Bilsky M H, Lovelock D M, et al. High-dose, single-fraction image-guided intensity-modulated radiotherapy for metastatic spinal lesions. Int J Radiat Oncol Biol Phys. 2008, 71(2): 484 – 490.

Yamada Y, Laufer I, Cox B W, et al. Preliminary results of high-dose single-fraction radiotherapy for the management of chordomas of the spine and sacrum. Neurosurgery. 2013, 73(4): 673 – 680. discussion 680.

Yamada Y, Lovelock D M, Yenice K M, et al. Multifractionated image-guided and stereotactic intensity-modulated radiotherapy of paraspinal tumors: a preliminary report. Int J Radiat Oncol Biol Phys. 2005, 62(1): 53 – 61.

Yenice K M, Lovelock D M, Hunt M A, et al. CT image-guided intensity-modulated therapy for paraspinal tumors using stereotactic immobilization. Int J Radiat Oncol Biol Phys. 2003, 55(3): 583 – 593.

第六章
头颈部

Sue S. Yom

要点

■ 美国头颈部肿瘤每年新发 52 140 例,死亡 11 460 例(男:女约 3:1),占美国新发癌症病例的 6.5%(Jemal et al.,2010)。

■ 5 年生存率为 50%～75%,但对于局部进展期病例(占 60% 新诊断病例),生存率降至 30%(Ries et al.,1988;Vokes et al.,1993)。

■ 早期局部复发病例 5 年生存率为 25%～35%,晚期复发病例 5 年生存率为 15%～20%(Lee & Esclamado,2005)。

■ 目前,SBRT 在新诊断的、非转移性疾病的治疗或以治疗为目的的多种方式再照射中的作用没有明确或被广泛接受。

■ 应慎重权衡 SBRT 潜在的严重风险、肿瘤进展风险和替代治疗方案的可行性和有效性。

检查

■ 病史与体格检查,包括行为状态、HPV 状态、吸烟和饮酒史、头颈治疗史。

■ 主要症状,包括:

出血。

疼痛。

体重丢失/营养状态。

先前存在的吞咽困难。

神经疾病。

- 实验室检查：

CBC、BUN、Cr、LFTs、碱性磷酸酶、LDH。

- 影像：

原发灶、颈部±上纵隔的 MRI。

胸部增强 CT±腹部及盆腔 CT，必要时 PET‐CT。

- 病理：

针对可及病灶的细针穿刺活检或超声/CT 引导下活检。

治疗适应证

- 早期头颈部肿瘤的治疗方法是局部治疗，单一手术切除或外照射(EBRT)目前为常规标准治疗。EBRT 常用于不能手术、高危或老年患者。
- 综合治疗方法，几乎总是包括 EBRT 联合手术、化疗或两者兼用，经常用于局部或局部晚期头颈肿瘤。
- SBRT 现在有选择地应用于少数临床中心，针对小体积复发病灶或姑息治疗。
- 有报道，SBRT 可以作为局部晚期鼻咽癌经根治性放(化)疗后的局部分次补量手段。
- 还有一些 SBRT 同步靶向治疗或细胞毒性化疗的相关报告，但这些联合仍然是研究性的。

放射外科技术

模拟治疗计划

- 推荐薄层 CT(层厚 1~1.5 mm)扫描。
- 在 CT 融合 MRI(±钆造影剂)的基础上，勾画 CTV。
- CTV 边界根据临床情况外扩 0~10 mm：

- 对于复发性疾病,根据肿瘤浸润到周围组织的程度,可以考虑边缘外扩 5～10 mm。
- 对于位于颅底并界限清晰的疾病,可以考虑在高稳定性或实时定位的情况下,边缘外扩 0～3 mm。
- 对于姑息治疗,谨慎地不外扩以减少毒性。
- PTV = CTV + 1～5 mm(取决于特定中心的图像引导和特定位点的运动)。
- 为了减少靶区不确定性和边缘,建议采用跟踪定位的技巧或 IGRT。
- 目标应该是减少邻近 OAR 剂量,通过增加射野及角度的数量,以及最小化边界来实现。
- 在治疗前对所有治疗计划进行基于模体的 QA。

处方剂量

- 对于头颈部肿瘤,就安全性考虑或提高疗效而言,对超出常规分割外的剂量和分次[1.8～2 Gy/(次·d)]没有明确限定。
- 治疗计划应高度重视潜在的周围正常组织毒性。
- 对于以 SBRT 为基础的单次再照射以及 EBRT 序贯 SBRT 补量,处方剂量根据临床情况变化很大,建议查阅文献寻找适用的解决方案;对于再照射,常用的剂量范围是 30～50 Gy/5 次。
- 理想的处方是超过 95% PTV 包含于 80% 的等剂量线(IDL)内;根据治疗计划系统的特点,只有在高剂量分布的均匀性和跌落区域被彻底评估安全,50%～60% 的 IDL 才是可接受的。
- 在再照射中,需要做合适的 BED 剂量转化和汇总以应用于治疗计划。

剂量限制

- 剂量和分割模式很大程度上是经验性的。
- 几乎没有文献着重于任何细节的大分割照射正常组织耐受量。
- 一项匹兹堡大学进行的基于 SBRT 的再放射剂量递增研究对 5 分次方案剂量限制如下:脊髓≤8 Gy,脑干≤8 Gy,喉部≤20 Gy,下颌骨≤20 Gy。口腔和腮腺的剂量限制基于患者的特定情况。

- 一项法国前瞻性Ⅱ期研究限制了之前已经受到全量照射脊髓的再照射点剂量≤6 Gy/6次。
- 一般来说，对尽可能多的正常组织，每分次剂量应小于2.5 Gy，特别注意咽部、血管或其他容易出现晚期并发症的再照射组织。受照高于4 Gy/次的组织应最小化。

剂量给予

- 通常采用隔日照射的剂量分割，连续照射应更加谨慎。
- 根据不同的SBRT投照系统，可以是等中心照射，也可以是非等中心照射。
- KV XR或CBCT验证，校准可视肿瘤或替代位置标记。
- 颈椎的屈曲可导致分次间摆位产生数毫米的变动。
- 在受下巴张开或喉/吞咽动作影响的区域，治疗中肿瘤运动可达数毫米。

毒性反应及处理

- 常见急性毒性反应(<6周)：
  - 疲劳：一般为早发性和自限性。
  - 皮炎：通过增加射野数减少进出身体剂量，从而减少放射性皮炎。轻中度皮炎：皮肤反应的对症支持护理，包括局部润肤霜、止痛药、小剂量类固醇以及抗菌药膏。
  - 黏膜反应：最主要是减少受照体积以减少黏膜反应造成的疼痛和吞咽困难。局部处理方案包括利多卡因和止痛药，应仔细监测患者的营养状况。
- 严重的晚期毒性(>6周)：
  - 臂丛神经病变：可能出现神经性疼痛或上肢运动/感觉改变。臂丛和上段脊柱的MRI可作为诊断和排除肿瘤复发的依据。治疗选择包括支持护理和专业治疗。
  - 皮肤或软组织坏死：对于持续性不愈合的病变，考虑高压氧治疗和生育酚药物治疗。
  - 食管狭窄或瘘管：可在下咽或颈食管入口治疗后发生。在再照射时发生率更高。治疗方法包括扩张或支架置入。

- 血管病变：血管糜烂可能导致咯血或大量出血和死亡（特别是在再照射时）。
- 骨质疏松症：可能发生在下颌、颅底或脊柱。感染性并发症和血管结构附近可能会增加出血的风险。
- 脑坏死：高累积剂量区域内风险最高。可能需要神经外科手术干预并且潜在致命。

随访建议

- 前3年每3～4个月复查 CT 或 PET－CT，随后2年每6个月复查1次，此后每12个月进行常规随访。
- 应密切关注神经/血管状态，如出现头痛、眩晕或 TIA 症状，应立即检查。
- 由于骨坏死、软组织坏死和/或血管暴露和破裂的高风险，必须努力解决软组织或骨的感染并发症。

证据

局部补量/复发鼻咽癌

- 斯坦福大学一项研究结果：82 例患者，EBRT 平均剂量为 66 Gy，序贯 7～15 Gy 单次 SBRT 局部补量。大多数患者合并顺铂同步化疗。5 年局部控制率为98%，总生存率为75%。急性面部麻木4例。晚期毒性包括3例视网膜病变，1 例颈动脉瘤，10 例颞叶坏死。T4 肿瘤患者中尤其明显（Hara et al.，2008）。
- 台湾研究者报道：54 例患者接受了总量 64.8～68.4 Gy 的 EBRT，序贯 12～15 Gy 的 SBRT 局部补量，大多数患者合并顺铂同步化疗。3 年局部控制率为92%，总生存率为85%。3 例原发肿瘤较大的患者，因血管出血导致死亡（Chen et al.，2006）。

- 香港研究者报道：45 例患者接受了总量 66 Gy 的 EBRT 后，序贯 20 Gy 腔内近距离放射治疗或序贯 SBRT 局部补量。这些患者在常规 EBRT 完成后几周，仍持续存在局部病灶。中位补量剂量为 15 Gy，每周 6～8 Gy/2～3 次 vs. 2.5 Gy/次连续 8 天。在 3 年随访中，无局部补量、近距离放疗补量和 SBRT 补量组的局部控制率分别为 43%、71% 和 82%（Yau et al.，2004）。

- 中国广州研究者对 90 例持续或复发病灶患者行 SBRT 治疗。对于持续病灶，中位剂量为 18 Gy/3 次；对于复发病灶，中位剂量为 48 Gy/6 次。3 年局部无复发生存率和疾病特异性生存率：持续组分别为 89.4% 和 80.7%；复发组分别为 75.1% 和 45.9%。17 例（19%）患者出现严重晚期并发症：6 例黏膜坏死，3 例脑干坏死，6 例颞叶坏死，2 例伴有致命性出血（Wu et al.，2007）。

局部复发性头颈部肿瘤（再照射）

- 匹兹堡大学对复发不可切除的头颈部鳞状细胞癌（HNSCC）进行了一项 I 期剂量递增研究。包括口咽癌、口腔癌、喉癌、鼻咽癌和不明原因原发癌的 31 例患者接受平均剂量为 64.7 Gy 的 EBRT，其中 56% 接受同步放化疗。序贯剂量为 25～44 Gy/5 次，2 周完成。分 5 个剂量梯度治疗。25 例患者可评价毒性，其中无 3 级并发症；未达到最大耐受剂量（Heon et al.，2009）。

- 土耳其研究者报道了 46 例包括鼻咽、口腔、鼻窦、喉癌和下咽癌的患者，用 SBRT 照射 18～45 Gy/1～5 次。1 年局部控制率和生存率分别为 84% 和 46%。8 例患者因颈动脉破裂死亡。仅发生在接受颈动脉 100% 剂量的患者中，其中肿瘤环绕颈动脉至少 180°（Cunz et al.，2011）。

再程照射同步全身治疗

- 匹兹堡大学发表了一项 70 例患者的配对队列回顾性研究，报道再程照射的 HNSCC 患者中联合西妥昔单抗或单独 SBRT 结果。西妥昔单抗的加入可使单纯 SBRT 患者的总生存期延长至 24.5 个月，而单独 SBRT 仅为 14.8 个月。两组均未发生 4～5 级并发症（Helon et al.，2011）。

- 法国（礼来、南茜、尼斯）一项多中心 II 期研究，包括 60 例不能手术的在先前照射区域的复发 HNSCC 或新的原发性 HNSCC（≤65 mm），其中 80% 为口咽肿瘤。48%的患者接受了早期化疗,93%的患者有超过 20 包/年的吸烟史。RT 和 SBRT 的平均间隔时间为 38 个月。SBRT 剂量为 36 Gy/6 次,在 11～12 天完成,处方量定义在 85%等剂量线,1 周期初始剂量和 4 周期同步西妥昔单抗靶向治疗。如果脊髓先前受照剂量超过 45 Gy,最大允许点剂量为 6 Gy。排除有皮肤浸润或侵犯颈动脉 1/3 以上的肿瘤。随访 11.4 个月,在 56 例完成 SBRT-西妥昔单抗的患者中,18 例有 3 级毒性反应,包括黏膜炎、吞咽困难、瘘管、硬结和纤维化。1 例死于出血和营养不良。3 个月时,有效率和疾病控制率分别为 58.4%和 91.7%。中位生存期为 11.8 个月,中位无进展生存期为 7.1 个月,1 年总生存率为 47.5%。按治疗意向分析,33%有进展(Lartigue et al., 2013)。

■ 乔治城大学的研究者报道了 65 例应用 SBRT 治疗的患者,其中 33 例接受了同步化疗或西妥昔单抗靶向治疗。患者接受 30 Gy/5 次照射的有效率为 29%,而接受较高剂量照射的则为 69%。2 年局部控制率和生存率分别为 30%和 41%。19 例患者出现 1～3 级毒性,7 例出现严重毒性,其中 1 例死亡。化疗没有改善多变量分析的结果,可能与样本例数少及所使用的药物异质性有关(Unger et al., 2010)。

(高 伟 岳 堃)

参考文献

Cengiz M, Ozyigit G, Yazici G, et al. Salvage reir-radiaton with stereotactic body radiotherapy for locally recurrent head-and-neck tumors. Int J Radiat Oncol Biol Phys. 2011, 81: 104-109.

Chen H H, Tsai S T, Wang M S, et al. Experience in fractionated stereotactic body radiation therapy boost for newly diagnosed nasopharyngeal carcinoma. Int J Radiat Oncol Biol Phys. 2006, 66: 1408-1414.

Hara W, Loo Jr B W, Goffinet D R, et al. Excellent local control with stereotactic radiotherapy boost after external beam radiotherapy in patients with nasopharyngeal carcinoma. Int J Radiat Oncol Biol Phys. 2008, 71: 393-400.

Heron D E, Ferris R L, Karamouzis M, et al. Stereotactic body radiotherapy for recurrent squamous cell carcinoma of the head and neck: results of a phase I dose-escalation trial. Int J Radiat Oncol Biol Phys. 2009, 75: 1493-1500.

Heron D E, Rwigema J C, Gibson M K, et al. Concurrent cetuximab with stereotactic body radiotherapy for recurrent squamous cell carcinoma of the head and neck: a single institution matched case-control study. Am J Clin Oncol. 2011, 34: 165‑172.

Jemal A, Siegel R, Xu J, et al. Cancer statistics, 2010. CA Cancer J Clin. 2010, 60: 277‑300.

Lartigau E F, Tresch E, Thariat J, et al. Multi institutional phase II study of concomitant stereotactic reirradiation and cetuximab for recurrent head and neck cancer. Radiother Oncol. 2013, 109: 281‑285.

Lee W T, Esclamado R M. Salvage surgery after chemoradiation therapy. In: Adelstein DJ, editor. Squamous cell head and neck cancer: recent clinical progress and prospects for the future. Totowa, NJ: Humana Press, 2005, p.69‑78.

Ries L, Young J L, Keel G E, et al. SEER Survival Monograph: Cancer Survival Among Adults: U.S. SEER Program, 1988‑2001, Patient and Tumor Characteristics. National Cancer Institute, SEER Program, NIH Pub. No. 07‑6215 ed. Bethesda, MD, 2007. [cited 2014, Sept 16].Available from: http://seer. cancer.gov/archive/publications/survival/seer_survival_mono_lowres.pdf.

Unger K R, Lominska C E, Deeken J F, et al. Fractionated stereotactic radiosurgery for reirradiation of head-and-neck cancer. Int J Radiat Oncol Biol Phys. 2010, 77: 1411‑1419.

Vokes E E, Weichselbaum R R, Lippman S M, et al. Medical progress—head and neck-cancer. N Engl J Med. 1993, 328: 184‑194.

Wu S X, Chua D T, Deng M L, et al. Outcome of fractionated stereotactic radiotherapy for 90 patients with locally persistent and recurrent nasopharyngeal carcinoma. Int J Radiat Oncol Biol Phys. 2007, 69: 761‑769.

Yau T K, Sze W M, Lee W M, et al. Effectiveness of brachytherapy and fractionated stereotactic radiotherapy boost for persistent nasopharyngeal carcinoma. Head Neck. 2004, 26: 1024‑1030.

第七章
肺

Steve E. Braunstein,Sue S. Yom & Alexander R. Gottschalk

要点

- 在美国,每年新发病例 224 000 中,159 000 例死于肺癌(男:女为 1:1)。

- 肺癌是全球最常见的非皮肤恶性肿瘤,且死亡率最高。

- 与非吸烟者相比,现时吸烟者的发病风险为 24 倍,既往吸烟者为 6 倍。

- 以前,患者因症状就诊时分期分布:Ⅰ期(10%),Ⅱ期(20%),Ⅲ期(30%),Ⅳ期(40%)。开展低剂量 CT 扫描筛查后分期分布:Ⅰ~Ⅱ期(60%),Ⅲ期(20%),Ⅳ期(20%)。

- USPSTF 推荐 55~80 岁且≥30 包/年吸烟史者,现时吸烟或者戒烟<15 年者接受低剂量 CT 筛查。

- 未接受治疗的Ⅰ期非小细胞肺癌的预后差:中位生存期为 9 个月,5 年总生存率 7%。

- 可耐受手术的早期肺癌患者的标准治疗手段是肺叶切除,5 年总生存率为 60%~70%。新近研究显示,在 CT 诊断时代,对于小的外周病灶,肺亚叶切除包括楔形切除也有相似的疗效。

- 值得一提的是,cT1-2N0 患者中 15%有淋巴结转移,如果不接受手术治疗这部分患者分期将被低估。PET-CT 的使用可以降低这个比例。

- 早期肺癌接受常规分割外照射后,3 年的局部控制率和总生存率均较差(20%~70%和 20%~60%)。

- 许多关于外照射的研究显示,提高剂量或者大分割放疗可提高疗效,但对于局部晚期病灶并不确切。

■ 目前研究显示，早期非小细胞肺癌接受立体定向放疗 3 年局部控制率高达 85%～95%，总生存率 60%～80%。远处失败率 20%。

■ 非小细胞肺癌放疗剂量计算时 α/β 值为 10。

■ 立体定向放疗照射剂量的 $BED_{10} \geqslant 100$ Gy 可以使早期非小细胞肺癌的疗效进一步提高。

■ 4%～10%的早期非小细胞肺癌患者在治疗后 5 年内出现第二原发肺癌。

■ 25%的接受常规同步放化疗的Ⅲ期患者将出现照射野内复发。

■ 肺内转移病灶（不论具体原发灶病理类型）完全切除后 5 年总生存率为 20%～40%。

诊断检查

■ 病史和体格检查：包括一般状态、体重减轻情况和吸烟情况。

■ 症状：

　■ 大多数早期非小细胞肺癌患者是无症状的。

　■ 较晚期病例可能出现：咳嗽、呼吸困难、咯血、阻塞性肺炎、胸腔积液、疼痛、声嘶（左侧喉返神经）、上腔静脉压迫综合征、发绀、肺上沟瘤（Pancoast Tumor）的肩部疼痛、臂丛神经损伤和霍纳综合征。

■ 实验室检查：

　■ 血常规、尿素氮、肌酐、肝功能检测、碱性磷酸酶和乳酸脱氢酶。

■ 影像学检查：

　■ 胸部、上腹部和盆腔增强 CT（明确有无肝脏以及肾上腺转移）。

　■ PET－CT［淋巴结转移的阴性预测率＞90%，但原位肺腺癌（AIS）的敏感性低；SUVmax 值和立体定向放疗的疗效之间的相关性尚不明确］。

　■ 对于淋巴结转移、和/或Ⅲ～Ⅳ期、就诊时有神经系统症状，均给予头颅 MRI 扫描。

　■ 对于肺上沟瘤患者，给予胸廓入口处的 MRI 检查评估臂丛和椎体受侵情况。

■ 病理：
  ■ 病灶位于外周且 N0,行 CT 引导下穿刺活检。
  ■ 中央型病变和/或纵隔有肿大淋巴结,给予纵隔镜或者支气管镜活检。
  ■ 胸腔积液者行胸水穿刺。
  ■ 行 Kras 激活、EGFR 突变、ROS 和 ALK 基因重排检测。
■ 手术前和放疗前行肺部功能评估。
  ■ FEV1<40% 或者<1.2L,DLCO<60%,FVC<70% 者无法耐受手术。

治疗适应证

■ 立体定向放疗目前用于非小细胞肺癌,小细胞肺癌患者 SBRT 作用不明确。
■ 早期非小细胞肺癌接受局部治疗。手术是传统的标准治疗手段,而立体定向放疗多常用于淋巴结阴性、因身体原因无法接受手术者或者高选择性(高危且高龄)的可手术病例。
■ T2N0 患者接受立体定向放疗之后给予辅助化疗的作用尚未明确。
■ 综合治疗适用于局部晚期患者。
■ 多数立体定向放疗的要求包括：N0 且<5 cm,位于外周;对于更大的病灶(<7 cm)、中央型病灶、同时有多个病灶、胸壁受侵(T3N0)患者,扩大适应证给予 SBRT 治疗必须更加谨慎,既往研究显示疗效欠佳。
■ 立体定向放疗越来越多运用于局部晚期非小细胞肺癌接受根治性同步放化疗后的局部加量、局部复发的再程放疗,以及各种恶性肿瘤(包括Ⅳ期非小细胞肺癌、肉瘤、肾细胞癌、甲状腺癌、结直肠恶性肿瘤)的肺内寡转移的治疗(表 7 - 1)。

表 7 - 1 非小细胞肺癌和肺内寡转移病灶的治疗推荐

疾病状况	可切除性	推 荐 治 疗
T1 - 2N0	可手术	肺叶切除(首选肺段切除或者楔形切除)或者立体定向放疗
	不可手术	立体定向放疗(可能考虑射频消融或者冷冻疗法)

（续表）

疾病状况	可切除性	推　荐　治　疗
Ⅱ(T2bN0,T1-2N1,T3N0)	可手术	手术→化疗(>4 cm)
	不可手术	放化疗→±化疗,或者大分割放疗→±化疗
ⅢA	可手术	放化疗→重新分期→手术→化疗,或者化疗→重新分期→手术→化疗±放疗
	不可手术	放化疗→±化疗
ⅢB	不可手术	放化疗→±化疗
复发	可手术	外照射/立体定向放疗/局部局限小复发病灶切除→全身治疗
	不可手术	外照射/立体定向放疗/射频消融/局部病灶冷冻→全身治疗
肺寡转移病灶	可手术	肺叶切除/楔形切除或者立体定向放疗或者大分割外照射(>5 cm的大病灶)→全身治疗
	不可手术	立体定向放疗、射频消融、冷冻、大分割外照射(倾向于>5 cm的大病灶)→全身治疗

放射外科技术

定位和治疗计划

■ 膈顶附近肺下叶的肿瘤动度达2~3 cm。呼吸动度的控制手段包括呼吸门控、视听反馈辅助指导、呼吸-屏气装置、腹部压迫、照射时带动态射线和/或治疗床补偿的实时肿瘤影像追踪。

■ 推荐薄层CT扫描(≤1.5 mm)。推荐使用4DCT,或者最大吸气和呼气相CT,或者慢CT扫描,以便确定靶区和重要器官的内运动。剂量计算需使用自由呼吸的螺旋或者平均信号投影扫描CT。

■ iGTV应该在4DCT扫描获得的最大投影(MIP)上勾画。MIP需要审慎用于与膈肌或胸壁相邻的肿瘤的勾画,需要额外的图像来区分周围与肿瘤相似的CT密度的正常组织。

■ GTV/iGTV=在肺窗上勾画可见肿瘤。

- CTV/ITV = GTV/iGTV + 0～10 mm（在 RTOG 指南中，GTV 和 CTV 在 CT 计划中是相同的，没有边缘外放）。
- PTV = CTV/ITV + 3～10 mm（取决于各治疗中心特定的 IGRT 设备以及其运动管理控制能力）。目前 RTOG 指南推荐：
  - 非 4DCT 计划，PTV = GTV + 5 mm（轴向）和 10 mm（纵向）。
  - 4DCT 计划，PTV = ITV + 5 mm（各个方向）。
- 通过增加照射野数和角度，以及缩小靶区的外放边缘，可以减少临近 CTV/ITV 区域之外紧靠中间剂量区域的危及器官的受照剂量。
- 治疗计划指南（来自 RTOG 0618）：
  - V_{RX}剂量≥95% PTV，V90≥99% PTV。
  - 高剂量区（≥105%处方剂量）应该落在 PTV 内。
  - 适形指数≤1.2。
- 异质性校正算法运用越来越多（各向异性分析算法、简串算法、蒙特卡罗等）。笔形束算法并不推荐，因为它在不均质性组织中高估了剂量。
- 治疗计划采用模体为基础的质量保证。

剂量处方

- 根据邻近器官的放疗耐受性限制调整总剂量和分割剂量，目标为肿瘤 BED_{10}＞100。基于组织学类型、体积、位置和性质（原发或者转移）这些特征调整剂量参数目前仍处于进一步研究中。
- 当前分割方式通常采用 1～5 次。
- 周围型肺癌通常采用的治疗方式：单次 25～34 Gy、18 Gy×3 次、12 Gy×4 次、10 Gy×5 次。
- 中央型肺癌推荐治疗方式：10 Gy×5 次（BED_{10}剂量受限以便减少中央结构如大气道、心脏、食管和脊髓的毒性）。见图 7-1。
- 剂量覆盖 60%～90%的 IDL，处方剂量覆盖≥95%的 PTV。
- 对于肺局部再程放疗者，2 次计划要叠加合成，剂量必须经过合适的 BED 换算，以获得总放疗剂量。

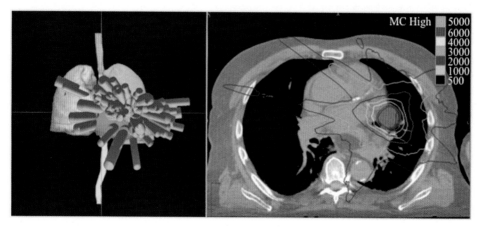

图 7 - 1　1 例早期中央型非小细胞肺癌的 SBRT 计划。三维解剖重建的射线分布(左侧)和 50 Gy 分 5 次的剂量分布(右侧)

剂量限制

■ 见表 7 - 2,无既往区域放疗史(TG101,Benedict et al.,2010;RTOG 0618)。

表 7 - 2　肺部病灶靶向计划的剂量限定推荐

器　官	分 割 次 数	剂量限定(cm³)
肺	1	V7<1 500
	3	V11.6<1 500
	5	V12.5<1 500
中央气道	1	V10.5<4, Dmax = 20.2 Gy
	3	V15<4, Dmax = 30 Gy
	5	V16.5<4, Dmax = 40 Gy
胸壁	1	V22<1, Dmax = 30 Gy
	3	V28.8<1, Dmax = 36.9 Gy
	5	V35<1, Dmax = 43 Gy
心脏	1	V16<15, Dmax = 22 Gy
	3	V24<15, Dmax = 30 Gy
	5	V32<15, Dmax = 38 Gy

（续表）

器　官	分 割 次 数	剂量限定（cm³）
食管	1	V11.9＜5，Dmax＝15.4 Gy
	3	V17.7＜4，Dmax＝25.2 Gy
	5	V19.5＜4，Dmax＝35 Gy
气管丛	1	V14＜3，Dmax＝17.5 Gy
	3	V20.4＜3，Dmax＝24 Gy
	5	V27＜3，Dmax＝30.5 Gy
脊髓	1	V10＜0.35，Dmax＝14 Gy
	3	V18＜0.35，Dmax＝21.9 Gy
	5	V23＜0.35，Dmax＝30 Gy
皮肤	1	V23＜10，Dmax＝26 Gy
	3	V30＜10，Dmax＝33 Gy
	5	V36.5＜10，Dmax＝39.5 Gy

剂量实施

■ 目前 NRG 指南推荐连续照射或者隔日 1 次。

■ 基于立体定向放疗装置，决定摆位是等中心还是非等中心。

■ 用 kV X 线或者 CBCT 验证，根据可见肿瘤或者其他替代结构。

■ 根据运动管理和 IGRT 系统的不同调整每次剂量实施。

毒性反应和处理

■ 常见急性毒性反应（＜6 周）：

　◆ 乏力

通常发生较早且具有自限性。

持续存在的乏力可能与心血管功能异常有关（如慢性心力衰竭、冠状动脉粥样硬化性心脏病、慢性阻塞性肺病等），需要进一步明确。

　◆ 咳嗽/呼吸困难

较轻的咳嗽通常继发于放疗相关肺内炎症。轻微咳嗽可以使用镇咳药物。

呼吸急促的严重程度可能与基线肺功能及其相关并发症有关。对于中重度症状或者有严重的基础并发症(慢性阻塞性肺疾病、间质性肺病、慢性心力衰竭等),推荐肺科或心脏科随访。

◆ 胸痛

可能与区域胸膜炎/心包炎相关,有自限性。

推荐使用镇痛药物。

◆ 肺炎

根据既往研究,其发生与剂量体积(V20＜10%)、吸烟史(现时/既往)、年龄、糖皮质激素使用情况以及并发症指数等相关。

通常亚急性起病(＞2周),表现为咳嗽、呼吸困难、缺氧和发热。

假如出现症状,用泼尼松治疗[1 mg/(kg·d)或者 60 mg/d],甲氧苄啶/磺胺甲噁唑片用于预防卡氏肺孢子虫病。用药后症状缓解可能很快,但是缓慢激素减量对于症状的长期控制很重要。

◆ 食管炎

在治疗中央型肿瘤时出现食管炎的风险增加,放疗结束后数周症状可自行缓解。

是否需要使用局部或者全身止痛药物治疗(利多卡因、非甾体抗炎药、阿片类药物)±质子泵抑制剂取决于症状的严重程度。

◆ 皮肤炎

通过增加入射野可以减少胸壁入射和出射剂量,以减少放射性皮炎。

中重度皮肤反应可以通过支持治疗处理,包括局部润肤霜、止痛药、低剂量类固醇和抗微生物类药膏。

■ 常见晚期毒性反应(＞6周):

◆ 持续性咳嗽、呼吸困难

推荐呼吸内科随访,考虑使用长效支气管扩张剂和抗感染治疗。

◆ 放射性肺炎

通常在 6 周左右观察到。

如上所述,对于有症状的患者,推荐类固醇类药物并缓慢减量。

◆ 臂丛神经损伤

肺尖肿瘤患者出现臂丛损伤的风险增加。

表现为类于 Lhermitters 综合征的神经病理性疼痛,或者上肢运动,感觉异常。

建议行臂丛和颈椎 MRI 检查明确诊断,除外复发。

有限的治疗选择包括支持治疗和康复治疗。

◆ 胸壁疼痛和骨折

多见于周围型肺癌患者。

给予支持治疗。

◆ 放射性皮肤溃疡

对于持续性未愈合的皮肤病灶,考虑高压氧治疗和维生素 E 药物治疗。

◆ 食管狭窄和气管食管瘘

比较少见的并发症,见于局部晚期肺癌伴纵隔淋巴结转移的治疗后。

尽管在立体定向放疗患者中很罕见,如果出现气道和食管狭窄持续存在,须除外再次放疗的情况。

◆ 血管疾病

血管糜烂可能导致自限性血痰或者大出血甚至死亡(在中央型肺癌接受再程放疗后)。

随访推荐

■ 3 年内每 3~4 个月复查 CT 或者 PET-CT,之后 2 年每 6 个月随访,之后每 12 个月随访。

■ RECIST 标准评估疗效作用有限,因为立体定向放疗后可能出现很多影像学改变,包括弥漫性或者斑块样毛玻璃结节,钙化,和/或纤维化。

■ 通常接受过照射的病灶会出现一些影像学改变,包括早期的炎性反应(≤3 个月)伴随 FDG 摄取逐渐减弱,以及晚期(>6 个月)纤维化改变,这种纤维化改变可能在数年内仍然不断加重。

■ 如果在放疗后早期(<12 个月),CT 上显示治疗过的病灶出现持续的体积和密度增加,或者后期(>12 个月)出现新的病灶,应怀疑复发,此时应该增加 CT 扫描的频率,间断接受 PET 扫描,考虑活检以及挽救性手术或者放疗。

■ 分子成像以及循环系统中肿瘤标记物检测的地位仍在进一步探索中。

证据

原发性肺癌

■ 越来越多的成熟的临床研究显示,选择合适的患者并给予恰当的处方剂量,早期非小细胞肺癌接受立体定向放疗是安全有效的。

■ CALGB 39904(Bogart et al.,2010):针对 39 例 I 期(≤4 cm)非小细胞肺癌的 I 期剂量递增量临床试验,70 Gy 分 29 次调整至分 17 次。局部控制率达 92.3%,远处控制率 82.1%。无晚期 3 级或者 4 级毒性反应。

■ Onishi 等(2004):日本多中心参与的 245 例 I 期非小细胞肺癌,分 1～22 次给予总剂量 18～75 Gy 的立体定向放疗的回顾性研究,中位随访 24 个月。≥3 级毒性反应为 2.4%。BED≥100 和<100 的 3 年局部失败率分别为 8.1% 和 26.4%,$p<0.05$;总生存率为 88.4% 和 69.4%,$p<0.05$。由此推荐 BED≥100。

■ Nordic 研究组(Baumann et al.,2009):针对 57 例因医学原因无法手术的早期周围型肺癌患者(I A 期 40 例,I B 期 17 例)的 II 期临床研究,45～66 Gy 分 3 次。预测 3 年局部控制率和总生存率分别为 88.4% 和 59.5%。远处转移率为 16%。失败率随分期增加(T2:41%,T1:18%, $p=0.027$)。

■ RTOG 0236(Timmerman et al.,2010,Stanic et al.,2014):55 例因医学原因无法手术的早期(<5 cm)周围型非小细胞肺癌患者(I A 期 44 例,I B 期 11 例)的 II 期多中心研究,54 Gy 分 3 次。3 年原发病灶和受累肺叶的控制率为 98%。3 年远处失败率 22%。3 年总生存率 56%。3 级和 4 级的毒性反应发生率为 12.7% 和 3.5%。基础肺功能差并不是放疗相关毒性的预测因素。

■ Timmerman 等(2006),Farikis 等(2009):印第安纳大学针对 70 例 T1 - 2N0 因医学原因无法手术的非小细胞肺癌患者的 II 期临床研究,60～66 Gy 分 3 次。3 年局部控制率和总生存率分别为 88.1% 和 42.7%。随访 50.2 个月后,≥3 级毒性反应发生率在外周型为 10.4%,中央型为 27.3%($p=0.088$)。

■ JCOG 0403(Nagata et al.,2012):早期非小细胞肺癌的 II 期临床研究,根据医学可手术/不可手术分层。在因医学原因无法手术组,100 例 I A 期患者接受 48 Gy 分 4 次照射。3 年局部控制率和总生存率分别为 88% 和 59.9%。64 例可手术患者 3 年局部控制率和总生存率分别为 86% 和 76%。3 级肺炎发生率 7%，4 级毒性反应 2%。

- RTOG 0618(Timmerman et al.，2013)：33 例医学可切除的早期(<5 cm)周围型非小细胞肺癌患者的 II 期临床研究，60 Gy 分 3 次。2010 年完成入组，在 2013 年 ASCO 大会进行了早期结果汇报，中位随访 25 个月，2 年原发病灶失败率为 7.8%。局部(包括同侧肺叶)失败率为 19.2%。2 年无进展生存率和总生存率为 65.4% 和 84.4%。3 级毒性反应为 16%。

- RTOG 0813：因医学原因无法手术的中央型(距离隆突<2 cm)早期非小细胞肺癌(<5 cm)的 I / II 期剂量递增临床研究。入组完成时，剂量递增至 60 Gy 分 5 次。2013 年结束入组时共入组 120 例，等待结果中。

- RT0G 0915 (Videtic et al.，2013)：针对关于因医学原因无法手术切除的早期周围型肺癌(<5 cm)给予 34 Gy 单次照射和 48 Gy 分 4 次照射的随机对照 II 期临床研究。2011 年入组结束前，共有 94 例患者进入研究。1 年局部控制率分别为 97.1% 和 97.65%，总生存率分别为 85.4% 和 91.1%，无进展生存率为 78% 和 84.4%。不良反应发生率为 9.8% 和 13.3%。基于其较低的毒性反应，在 III 期临床研究 RTOG 0236 中，34 Gy 单次照射将与 54 Gy 分 3 次进行对照。

- Hoppe 等(2008)：50 例 I 期非小细胞肺癌患者接受 60 Gy 分 3 次或者 44～48 Gy 分 4 次的立体定向放疗，中位随访 6 个月。1 级皮肤毒性反应发生率为 38%，2 级为 8%，3 级为 4%，4 级为 2%。入射野较少、肿瘤邻近胸壁、皮肤剂量≥50%处方剂量均与皮肤毒性反应增加相关。

- Mutter 等(2012)：128 例早期非小细胞肺癌患者接受 40～60 Gy 分 3～4 次立体定向放疗的回顾性研究。中位随访 16 个月，2 年时≥2 级胸壁毒性反应发生率为 39%。通过剂量分析发现，≥2 级胸壁疼痛和二维同侧胸壁外放 2 cm范围内的 V30 Gy>70 cm^3 相关。

- ACOSOG Z4099/RTOG 1021：针对高危可手术的早期周围型非小细胞肺癌(<3 cm)患者的立体定向放疗和亚叶切除的 III 期临床研究。因为入组艰难已经关闭。

- ROSEL 试验(VUMC,NCT 00687986)：ⅠA 期周围型非小细胞肺癌患者立体定向放疗(60 Gy 分 3 次或 5 次)与手术的Ⅲ期临床研究。因入组艰难已经关闭。

- STARS 研究(MDACC,NCT 00840749)：Ⅰ期非小细胞肺癌患者立体定向放疗(60 Gy 分 3 次或 4 次)与手术的Ⅲ期临床研究。因入组艰难已经关闭。

- Grills 等(2010)：124 例 T1－2N0 非小细胞肺癌(95%因医学原因无法切除)，接受肺楔形切除($n=69$)和立体定向放疗($n=58$)，48～60 Gy 分 4～5 次的回顾性研究。中位随访 30 个月，局部复发率无明显差异(楔形切除 27%，立体定向放疗 9%，$p>0.16$)，肿瘤特异性生存率也无明显差异(楔形切除 94%，立体定向放疗 93%，$p=0.53$)。总生存结果支持楔形切除(楔形切除 87%，立体定向放疗 72%，$p=0.01$)。

- Crabtree 等(2010)：关于Ⅰ期非小细胞肺癌患者接受手术($n=462$)或者立体定向放疗($n=76$)的回顾性研究。接受手术的患者医学并发症较少。35%接受手术的患者术后诊断分期升级。手术组 5 年总生存率为 55%，立体定向放疗组 3 年总生存率为 32%。在倾向匹配研究中，3 年时手术组和立体定向放疗组局部控制率(88%和 90%)和总生存率(54%和 38%)均无明显差异。

- SEER－医学保险分析(Shirvani et al.,2012)：关于≥60 岁的Ⅰ期非小细胞肺癌的治疗结果比较，结果显示肺叶切除＞亚叶切除＞立体定向放疗＞常规外照射＞观察。因为结果可能受患者选择和并发症等的影响，通过倾向匹配研究发现立体定向放疗和手术治疗组的总生存率无明显差异，外照射劣于立体定向放疗。

- Shah 等(2013a，b)：大于 65 岁Ⅰ期非小细胞肺癌患者外科手术切除和立体定向放疗的成本-效益比。对于临界可切除患者，立体定向放疗的成本-效益比最高，其生活质量调整的预期寿命花费为 4.2 万美元/8 年，而手术组为 4.9 万美元/8.9 年。而对于手术可以完全切除的患者，肺叶切除成本-效益比更高，增加的经济-效益比为 1.3 万/质量调整寿命年。

- 表 7－3 总结了几个关于多原发病灶的回顾性研究，接受立体定向放疗的早期非小细胞肺癌患者 3～5 年的局部控制率为 85%～95%，总生存率为 50%～95%。这些研究有些包括了有限数量的复发和转移患者。

表 7-3　非小细胞肺癌患者接受立体定向放疗的部分研究

研　究	患　者	治疗方案	局控率(LC)/总生存率(OS)	备　注
Onishi 等, JRS-SBRTSG (IJROBP 2013)	2 226例 I 期小细胞肺癌	32~70 Gy 分 3~12 次, 中位 BED=107 Gy(58~150 Gy)	3 年 LC/OS 为 85%/72%; 3 年 LPFS: T1 87%, T2 72%; 3 年 OS: BED≥100 Gy 75% vs BED<100 Gy 63% ($p<0.01$)	≥3 级, 2.9%
Grills 等, 多中心 (JTO 2012)	482例 (505 个肿瘤) T1-3N0 非小细胞肺癌, 87% 医学不可切除	20~64 Gy 分 1~15 次, 中位 54 Gy 分 3 次	2 年 LV/OS 94%/60%, BED≥105 LC 96% vs BED<105 85% ($p<0.001$)	≥2 级肺炎, 7%; 肋骨骨折, 3%
Shibamoto 等, 日本 (IJROBP 2013, Cancer 2011)	180例 I 期非小细胞肺癌 (120 例医学不可切除, 60 例医学可切除)	<1.5 cm, 44 Gy 分 4 次; 1.5~3.0 cm 48 Gy 分 4 次; >3.0 cm, 52 Gy 分 4 次	3 年 LC/OS 为 83%/69%, OS: 可手术 86% vs 不可切除 59%; 5 年 LC/OS 为 82%/68%	≥2 级肺炎, 13%
Uematsu 等, 日本 (IJROBP 2001)	50例 T1-T2N0 非小细胞肺癌 (21 例医学不可切除, 29 例医学可切除)	50~60 Gy 分 5~10 次 (18 例患者在立体定向放疗前接受 40~60 Gy 分 20~33 次)	3 年 LC/OS 为 94%/66% (医学不可切除亚组 OS 86%)	肋骨骨折, 4%
Stephans 等, 克利夫兰中心 (JTO 2009)	94例 I 期非小细胞肺癌, 医学不可切除	50 Gy 分 5 次; 60 Gy 分 3 次	1 年 LC/OS: 5 次分割组为 97%/83%, 3 次分割组为 100%/77%	2 级肺炎, 2.2%; 1~2 级胸壁毒性, 10%
Olsen 等, 华盛顿大学 (IJRBOP 2011)	130例早期非小细胞肺癌	周围型肿瘤 54 Gy 分 3 次, 中央型肿瘤 45~50 Gy 分 5 次	2 年 LC: 91% (54 Gy 分 5 次), 100% (50 Gy 分 5 次), 50% (45 Gy 分 5 次); 2 年 OS: 可手术 85%, 不可手术 61%	胸壁疼痛 (1~3 级), 16%; 2 级肺炎, 3%
Modh 等, MSKCC (IJROBP 2013)	107例中央型肿瘤 (83 例原发性非小细胞肺癌, 10 例复发, 14 例转移)	45~50 Gy 分 4~5 次	2 年 LC/OS 为 72%/56%	≥3 级, 12%

（续表）

研　究	患　者	治疗方案	局控率(LC)／总生存率(OS)	备　注
Trakul 等,斯坦福 (IJROBP 2012a, b)	111 例患者(100 例原发非小细胞肺癌,11 例转移)	根据体积调整的 iSABR(GTV<12 ml→BED<100, GTV≥12 ml→BED≥100),18~30 Gy 单次,50~60 Gy 分4~5次	在原发非小细胞肺癌亚组,1 年 LC/OS 为 94%/90%,15% 的远处转移率,不同 BED LC/OS 无差异	3 级,4%
Taremi 等,加拿大 (IJROBP 2012)	108 例医学无法切除的 I 期非小细胞肺癌,24% 没有病理理诊断	周围型肿瘤 48 Gy 分4次或 54~60 Gy 分3次,中央型肿瘤 50~60 Gy 分8~10次	4 年 LC/OS 为 92%/30% 4 年无远处转移率为 83%	3 级,11%
Lgerwaard 等,VUMC(IJROBP 2008)	206 例 T1-2N0 患者	根据危险因素调整,60 Gy 分3次(T1),5 次(临近胸壁的 T1或者 T2)或者 8次(中央型)	2 年 LC/OS 为 83%/64%(LC: T1 为 92%,T2 为 71%),2 年无转移生存率为 77%	≥3级肺炎,3%;肋骨骨折,2%;晚期胸壁疼痛,1%
Badiyan 等,华盛顿大学 (RO 2013)	120 例患者(早期非小细胞肺癌和原位腺癌)	54 Gy 分3次	3 年 LC/OS: 原位腺癌为 100%/35%,非小细胞肺癌为 85%/47%	未报道
Bradley 等,华盛顿大学 (IJROBP 2010)	91 例 I/II 期非小细胞肺癌,医学不可切除	周围型肿瘤 54 Gy 分3次,中央型肿瘤 45 Gy 分5次	2 年 LC/OS 为 86%/70%	2 级肺炎,3%;助骨骨折,4%;臂丛损伤,1%
Plama 等,VUMC (IJROBP 2012)	176 例 I 期非小细胞肺癌,严重 COPD	60 Gy 分3~5次	3 年 LC/OS 为 89%/47%	3 级,3%
Chang 等,MDACC (RO 2012)	130 例 I 期非小细胞肺癌	50 Gy 分4次	2 年 LC/OS 为 98%/78%	2~3 级肺炎,12%
Griffioen 等,VUMC (RO 2013)	62 例同时性肺内多发原发病灶	54~60 Gy 分3~8次	2 年 LC/OS 为 84%/56%	3 级,4.8%

局部进展期肺癌的局部加量

- 目前研究显示,立体定向放疗可能作为一种加量方法,用于局部晚期肺癌接受常规放化疗,以实现减少加量的体积,减少正常肺毒性。
- Karam 等(2013):16 例Ⅲ期非小细胞肺癌(38% ⅢA, 56% ⅢB)接受常规同步放化疗,中位照射 50.4 Gy(45~60 Gy),后针对胸部 CT 重新扫描显示的残留病灶给予 20~30 Gy 分 5 次的立体定向放疗加量。1 年局部控制率和总生存率为 76%和 78%。≥2 级肺炎见于 25%的患者。
- Feddock J 等(2013):在肯塔基大学开展的前瞻可行性研究中,35 例Ⅱ~Ⅲ期非小细胞肺癌患者接受 60 Gy 的常规同步放化疗后,对于复查 CT±PET 显示仍有持续存在的原发病灶者(≤5 cm 且无其他残留病灶),给予 20 Gy 分 2 次或者 19.5 Gy 分 3 次(中央型肺癌)。中位随访 13 个月后,局部控制率为 82.9%。早期和晚期的 2~3 级肺炎发生率分别为 17%和 9%。2 例患者出现大的空腔样复发,并出现出血性死亡,这可能是放疗所致 5 级毒性反应。

早期肺癌的化疗

- 在接受立体定向放疗的非小细胞肺癌患者,辅助化疗的时机和作用尚不明确,虽然有几个手术方面的资料显示早期肺癌患者术后辅助化疗也能带来生存获益。
- CALGB 9633(Strauss et al., 2008):344 例 pT2N0 患者在接受肺叶切除或者肺切除后随机分为观察组或者辅助化疗组(紫杉醇/卡铂 q3W×4 周期)。中位随访 74 个月后,总生存率无明显差异,但探索性分析显示对于肿瘤≥4 cm 者有生存获益(HR 为 0.69, $p=0.043$)。
- LACE(Lung Adjuvant Cisplatin Evaluation)荟萃分析(Pignon et al., 2008; JCO):5 项研究共计 4 584 例Ⅰ~Ⅲ期非小细胞肺癌患者在手术完全切除后接受顺铂为基础的辅助化疗。辅助化疗带来的 5 年绝对总生存获益为 5.4%,但亚组分析显示这个获益仅限于Ⅱ期和Ⅲ期患者。
- 术前化疗荟萃分析(NSCLC Meta-analysis Collaborative Group, 2014):对 15 项随机对照研究,共计 2 385 例ⅠB~ⅢA 期非小细胞肺癌患者的分析显

示,术前化疗可以带来生存获益(HR 为 0.87,$p=0.007$),各个期别 5 年的绝对获益均为 5%。

■ 术后化疗荟萃分析(NSCLC Meta-analysis Collaborative Group):对于 34 项共计 8 447 例 Ⅰ～Ⅲ 期非小细胞肺癌患者手术联合化疗与单纯手术对照研究的荟萃分析,结果显示辅助化疗带来生存获益(HR 为 0.86,$p<0.000\ 1$),5 年的绝对生存获益为 4%。亚组分析显示,ⅠA 和 ⅠB 期患者辅助化疗的绝对获益分别为 3% 和 5%。

表 7-4　转移性肺部病灶立体定向放疗的部分研究

研　　究	患　　者	治　　疗	局控率(LC)/ 总生存率(OS)	毒　　性
Singh 等,罗切斯特(J Thorac Dis 2014)	34 例肺部 1～5 个转移灶的患者	40～60 Gy 分 5 次	2 年 LC/OS 为 88%/44%	无 2 级毒性反应
John 等,UCSF (Oncology 2014)	90 例中央型肿瘤(72 例有转移病灶)	50 Gy 分 5 次	转移亚组 2 年 LC/OS 为 82%/32%	≥3 级,4%
Bschnagel 等,华盛顿大学(Clin oncol 2013)	32 例有 1～3 个转移病灶的患者	48～60 Gy 分 4～5 次	2 年 LC/OS 为 92%/76%	3 级,16%;无 4 级
Hamamoto 等,日本(JJCO 2009)	62 例患者(10 例转移性病灶,52 例 Ⅰ 期非小细胞肺癌)	48 Gy 分 4 次	2 年 LC/OS:转移性肿瘤为 25%/86%(vs 原发性肺癌 88%/96%,$p<0.000\ 1$)	未报道
Norihisa 等,日本(IJROBP 2008)	34 例 1～2 个转移性病灶	48 Gy 分 4 次,60 Gy 分 5 次	2 年 LC/OS 为 90%/84%	2 级,12%;3 级,3%
Wulf 等,德国(IJROBP 2004)	61 例患者(41 例转移性病灶,20 例 Ⅰ～Ⅱ 期非小细胞肺癌)	30～37.5 Gy 分 3 次,26 Gy 单次	转移病灶组 1 年 LC/OS 为 80%/85%	2 级,3%;≥3 级,无
Lee 等,韩国(Lung Cancer 2003)	28 例患者(19 例有转移性病灶)	30～40 Gy 分 3～4 次	转移性病灶 2 年 LC/OS 为 88%/88%	≥2 级,无
Nakagawa 等,日本(IJROBP 2000)	15 例患者(14 例为转移性病灶)	15～24 Gy 单次	中位 LC 8 个月,中位 OS 9.8 个月	1 例出现晚期毒性

转移性肺癌

■ 许多研究证实了立体定向放疗在治疗 KPS 评分偏低且接受过多种治疗的患者寡转移病灶上的安全性和有效性。基于体积以及组织学类型特异性的剂量模式目前还在探索中。

■ Rusthoven 等(2009):38 例患者,肺内 1~3 个转移灶,累计直径<7 cm,多中心Ⅰ～Ⅱ期递量研究。立体定向放疗的剂量从 48 Gy 到 60 Gy 分 3 次。3 级毒性反应发生率为 8%。中位随访 15.4 个月后,1 年和 2 年实际局部控制率为 100%和 96%。2 年总生存率为 39%。

■ Le 等(2006):32 例(21 例 T1-2N0 非小细胞肺癌,11 例肺部寡转移)患者接受单次立体定向放疗的Ⅰ期递量研究。放疗剂量自 15 Gy 递增至 30 Gy。1 年的肿瘤局部控制率:>20 Gy 为 91%,<20 Gy 为 54%($p=0.03$)。其中转移性肿瘤 1 年的局部控制率和总生存率为 25%和 56%。毒性反应包括 4 例 2~3 级肺炎,1 例胸腔积液和 3 例可能的治疗相关死亡。

■ Ernst-Stecken 等(2006):21 例患者(3 例Ⅰ期原发性肺癌,18 例转移性肺癌)的Ⅰ/Ⅱ期立体定向放疗的递量研究。放疗剂量从 35 Gy 递增至 40 Gy 分 5 次。其中发生了 1 例 3 级毒性反应事件。中位随访 6.3 个月,13 个月时的局部控制率为 81%。

■ 表 7-4 总结了多个回顾性研究,肺部转移病灶经过立体定向放疗后,2 年的局部控制率多为 80%～90%,2 年的总生存率为 30%～85%。大多数研究纳入的患者之前均接受过多种治疗手段,原发病灶可能控制良好,也可能并未被控制。值得一提的是,有数个研究纳入了原发性病灶和转移性病灶。

复发/再程放疗

■ 几个关于肺内寡转移的立体定向放疗的研究也包括了复发肺癌或者异时性原发非小细胞肺癌。

■ Reyngold 等(2013):回顾性分析 MSKCC 关于复发或者常规分割外照射后出现新的原发病灶后给予立体定向放疗(中位 BED_{10} 为 70.4 Gy:42.6～180 Gy),主要是非小细胞肺癌或者鳞癌。中位无复发生存期为 13.8 个月,中位生存期为 22 个月。2 级和 3 级肺部毒性反应(如呼吸困难、缺氧、咳嗽和肺炎)分别为 18% 和 5%。1 例患者出现 4 级皮肤溃疡。

■ Trakul 等(2012a，b)：斯坦福大学回顾性分析了 15 例接受再程放疗的患者，并与接受初治立体定向放疗的 135 例患者做比较，结果 1 年局部控制率分别为 65% 和 92%。1 年总生存率分别为 80% 和 92.9%。两次放疗之间间隔时间越短，出现再次复发的风险越高。在再程放疗组有 1 例出现胸壁毒性反应。

■ Peulen 等(2011)：来自荷兰的一组回顾性分析，32 例既往接受过胸部立体定向放疗(30～40 Gy 分 2～4 次)的患者接受再程放疗(30～40 Gy 分 2～5 次)，再程放疗的定义是 PTV 至少有 50% 的重叠。3～4 级毒性反应发生率为 25%，3 例患者出现了 5 级毒性反应，主要是中央型病变接受放疗后出现致死性出血。5 个月的局部控制率 52%，1 年总生存率为 59%。

■ Kelly 等(2010)：MDACC 一组回顾性的数据，36 例既往接受过常规分割外照射(中位剂量 62 Gy)的复发非小细胞肺癌患者接受了立体定向放疗(50 Gy 分 4 次)。33% 的患者出现 3 级毒性反应(肺炎、咳嗽、胸壁溃疡和食管炎)。2 年的局部控制率和总生存率分别为 92% 和 59%。

■ Liu 等(2012)：来自 MDACC 的一组更新数据，72 例既往接受过常规分割胸部放疗(中位剂量 63 Gy)的非小细胞肺癌患者出现复发或者异时性第二原发非小细胞肺癌，接受立体定向放疗(50 Gy 分 4 次)。2 年局部控制率和总生存率分别为 42% 和 74%。21% 再程放疗患者出现 3 级以上肺炎。出现肺炎的预测因素包括 ECOG PS 2～3 分，立体定向放疗前的 FEV1≤65%，两次整合计划中 V20≥30%，既往双侧纵隔位于 PTV 内(所有 $p<0.03$)。

■ Senthi 等(2013)：回顾性分析了 27 例患者，既往因原发性肺癌接受了肺切除术，出现第二原发早期肺癌，给予根治性放疗(其中 20 例患者接受了 54～60 Gy 分 3～8 次的立体定向放疗)。3 年局控率为 8%。中位生存时间为 39 个月。15% 的患者出现≥3 级肺炎。

技术

■ Seppenwoodle 等(2002)：通过金标追踪 20 例患者放疗期间的肺部肿瘤运动情况。下叶病灶在头脚方向动度最大(12±2 mm)。平均肿瘤位置和呼气相时的位置最接近,在每次放疗中,呼气相时的位置比吸气相更为稳定。50%的肿瘤观察到响应延迟现象。

■ Shah 等(2013a,b):409 例基于直线加速器给予立体定向放疗的每次放疗时靶区位置的研究显示,平均靶区位置(mean target position,MTP)定义为摆位时 CBCT 验证和治疗后 CBCT 验证所显示的位置差异。MTP 为 3.1 ± 2.0 mm,受体重和肺功能影响,也受控制呼吸运动技术的影响。推荐在无呼吸运动控制技术时 PTV $\geqslant 6$ mm。

■ Bouihol 等(2012):27 例早期非小细胞肺癌患者立体定向放疗时使用腹腔外压呼吸控制装置。结果显示与中/上叶病灶相比,在下叶病灶肿瘤动度减少最为明显(3.5 mm vs. 0.8 mm,$p = 0.026$),平均 ITV 减少分别为 3.6 cm^3 vs. 0.2 cm^3。

■ Xiao 等(2009):RTOG 0236 研究中,20 例患者接受了 60 Gy 分 3 次的立体定向放疗,未行非均质性校正,运用非均质性校正(叠加/回旋)重新计算(但未重新调整计划),发现计划中原本接受 60 Gy 照射的 PTV 为 95%,重新计算后其覆盖的平均体积减小 $10.1 \pm 2.7\%$($p = 0.001$)。另外距离 PTV $\geqslant 2$ cm 的最大点剂量从 35.2 ± 1.7 Gy 增高至 38.5 ± 2.2 Gy。

■ Narabayashi 等(2012):对 20 个早期非小细胞肺癌立体定向放疗计划,采用不同均质性计算方法对剂量参数重新计算后综合分析。对处方剂量的 D95 进行蒙特卡罗非均质校正后,与 BPL 和 RPL 方法相比分别增加了 8.8% 和 16.1%。

随访

■ 对立体定向放疗后的影像学改变的分类和定量,以及放射学改变和肿瘤反应以及毒性之间的关系是研究的活跃领域。

■ Takeda 等(2007):对于 50 例接受了立体定向放疗的早期外周型非小细胞肺癌放疗后至少 1 年内的胸部 X 片和 CT 进行综合分析。中位随访 21 个月,20 例患者出现可疑复发的模糊改变征象,其中 3 例出现明显复发的临床和/或病理依据。

■ Dahele 等(2011):VUMC 对 61 例患者接受立体定向放疗后 CT 扫描的综合

分析显示,中位随访 2.5 年,6 个月时的扫描 54%显示合并放射性异常改变,36 个月时扫描则有 99%显示。最常见的改变为急性斑片状团块影、晚期团块影、肺体积缩小和支气管扩张(71%)。

■ Trovo 等(2010):综合分析 68 例(主要是接受立体定向放疗的早期非小细胞肺癌)治疗后 6 周至 18 个月的治疗后 CT,早期的影像学改变包括弥漫性和斑片状团块影和 GGO,发生率从 6 周(46%)至 6 个月(79%)。晚期改变包括团块影、肺萎缩和支气管扩张,超过 12 个月时 88%的患者出现结节状或者瘢痕样的纤维化。

■ Diot 等(2012):综合分析 62 例接受了立体定向放疗后的早期原发性非小细胞肺癌和转移性肺部病灶的多次 CT 扫描,显示立体定向放疗后 3～30 周内,放疗剂量 20～35 Gy 呈现出量效关系。

■ Bollneni 等(2012):132 例因医学原因无法接受手术的 I 期非小细胞肺癌患者接受 60 Gy 分 3～8 次的立体定向放疗。放疗后 12 周的 PET - CT 最大 SUV≥5.0,其 2 年局部控制率为 80%,最大 SUV<5.0 者控制率为 98%(p = 0.019)。

筛查和诊断

■ 美国肺筛查研究(National Lung Screening Trial,NLST Team,2011,2013):在一个纳入 5 万人的烟草相关肺恶性肿瘤(55～74 岁有超过 30 包 1 年的吸烟史)筛查的 III 期研究中,患者随机分为基线状态和 2 个组的随后每年低剂量 CT(1.5 mSV)或者 CXR(0.1 mSV)。中位随访 6.5 年,低剂量 CT 扫描显示肺癌相关死亡率下降 20%,全因死亡率下降 6.7%。敏感性>90%,特异性为 75%,PPV 为 5%,NPV 为 100%。3 年肺癌发现率为 I 期(63%),IIIB/IV 期(21%)。

■ 前列腺、肺、结直肠和卵巢(PLCO)筛查研究(Hocking et al.,2010;Tammemagi et al.,2011):在一个纳入 7.75 万人的 III 期研究中,入组者按 1∶1 随机分为 CXR 扫描(3 年每年 CXR)和无扫描组(从不或者间断扫描)。54%为既往或者现状吸烟者。整组患者 3 年阳性预测值(PPV)为 2.4%,现状吸烟者为 5.6%。在筛查出的早期非小细胞肺癌中,规律扫描组占 60%,间断扫描组占 33%。

■ NELSON 研究组(van Klaveren et al.，2009，Ru Zhao et al.，2011)：1.5 万重度吸烟者(现状和 25～30 年吸烟史，戒烟≤10 年)随机接受间断 CT 扫描(基线，1 年和 3 年)。第二轮扫描的敏感性为 96%，特异性 99%，PPV 42%，NPV 100%。在筛查出的非小细胞肺癌中，64% 为 I 期。

■ Newman 等(2014)：运用 CAPP-seq 方法，通过检测外周血中 ctDNA 突变等位基因来发现非小细胞肺癌。活检组织病理证实 ctDNA 筛选的监测阳性率，发现 II～IV 期患者 ctDNA 阳性率达 100%，I 期患者达 50%。

(陈海燕)

参考文献

Altorki N K，Yip R，Hanaoka T，et al. Sublobar resection is equivalent to lobectomy for clinical stage 1A lung cancer in solid nodules. J Thorac Cardiovasc Surg. 2014，147(2)：754 - 762.

Badiyan S N，Bierhals A J，Olsen J R，et al. Stereotactic body radiation therapy for the treatment of early-stage minimally invasive adenocarcinoma or adenocarcinoma in situ (formerly bronchioloalveolar carcinoma)：a patterns of failure analysis. Radiat Oncol. 2013，8：4.

Baker R，Han G，Sarangkasiri S，et al. Clinical and dosimetric predictors of radiation pneumonitis in a large series of patients treated with stereotactic body radiation therapy to the lung. Int J Radiat Oncol Biol Phys. 2013，85(1)：190 - 195.

Baumann P，Nyman J，Hoyer M，et al. Outcome in a prospective phase II trial of medically inoperable stage I nonsmall-cell lung cancer patients treated with stereotactic body radiotherapy. J Clin Oncol. 2009，27(20)：3290 - 3296.

Baschnagel A M，Mangona V S，Robertson J M，et al. Lung metastases treated with image-guided stereotactic body radiation therapy. Clin Oncol. 2013，25(4)：236 - 241.

Benedict S H，Yenice K M，Followill D，et al. Stereotactic body radiation therapy：the report of AAPM Task Group 101. Med Phys. 2010，37(8)：4078 - 4101.

Bogart J A，Hodgson L，Seagren S L，et al. Phase I study of accelerated conformal radiotherapy for stage I nonsmall-cell lung cancer in patients with pulmonary dysfunction：CALGB 39904. J Clin Oncol. 2010，28(2)：202 - 206.

Bollneni V R，Widder J，Pruim J，et al. Residual 18 F - FDG - PET uptake 12 weeks after stereotactic ablative radiotherapy for stage I non-small-cell lung cancer predicts local control. Int J Radiat Oncol Biol Phys. 2012，83(4)：e551 - e555.

Bouihol G，Ayadi M，Rit S，et al. Is abdominal compression useful in lung stereotactic body radiation therapy? A 4DCT and dosimetric lobe-dependent study. Phys Med. 2012, 29(4): 333 - 340.

Bradley J D 1, El Naqa I, Drzymala R E, et al.Stereotactic body radiation therapy for early-stage nonsmall-cell lung cancer: the pattern of failure is distant.IJROBP. 2010, 77(4): 1146 - 1150.

Burdick M J, Stephans K L, Reddy C A, et al. Maximum standardized uptake value from staging FDG - PET/CT does not predict treatment outcome for early-stage non-small-cell lung cancer treated with stereotactic body radiotherapy. Int J Radiat Oncol Biol Phys. 2010, 78(4): 1033 - 1039.

Campeau M P, Herschtal A, Wheeler G, et al. Local control and survival following concomitant chemoradiotherapy in inoperable stage I non-small-cell lung cancer. Int J Radiat Oncol Biol Phys. 2009, 74(5): 1371 - 1375.

Casiraghi M, De Pas T, Maisonneuve P, et al. A 10-year single-center experience on 708 lung metastasectomies: the evidence of the "international registry of lung metastases". J Thorac Oncol. 2011, 6(8): 1373 - 1378.

Chang J Y, Liu H, Balter P, et al. Clinical outcome and predictors of survival and pneumonitis after stereotactic ablative radiotherapy for stage I non-small cell lung cancer. Radiat Oncol. 2012, 7: 152.

Chi A, Liao Z, Nguyen N P, et al. Systemic review of the patterns of failure following stereotactic body radiation therapy in early-stage non-small-cell lung cancer: clinical implications. Radiother Oncol. 2010, 94: 1 - 11.

Crabtree T D, Denlinger C E, Meyers B F, et al. Stereotactic body radiotherapy versus surgical resection for stage I non-small cell lung cancer. J Thorac Cardiovasc Surg. 2010, 140(2): 377 - 386.

Curran Jr W J, Paulus R, Langer C J, et al. Sequential vs. concurrent chemoradiation for stage III nonsmall cell lung cancer: randomized phase III trial RTOG 9410. J Natl Cancer Inst. 2011, 103: 1452 - 1460.

Dahele M, Palma D, Lagerwaard F, et al. Radiological changes after stereotactic radiotherapy for stage I lung cancer. J Thorac Oncol. 2011, 6(7): 1221 - 1228.

Diot Q, Kavanagh B, Schefter T, et al. Regional normal lung tissue density changes in patients treated with stereotactic body radiation therapy for lung tumors. Int J Radiat Oncol Biol Phys. 2012, 84(4): 1024 - 1030.

Douillard J Y, Rosell R, De Lena M, et al. Adjuvant vinorelbine plus cisplatin versus observation in patients with completely resected stage IB - IIIA non-small-cell lung cancer (Adjuvant Navelbine International Trialist Associated [ANITA]): a randomized control trial. Lancet Oncol. 2006, 7(9): 719 - 727.

Ernst-Stecken A, Lambrecht U, Mueller R, et al. Hypofractionated stereotactic radiotherapy for primary and secondary intrapulmonary tumors: first results of a phase I/II study. Strahlenther Onkol. 2006, 182: 696 - 702.

Farikis A J, McGarry R C, Yiannoutsos C T, et al. Stereotactic body radiation therapy for early-stage non-small-cell lung carcinoma: four-year results of a prospective phase II study. Int J Radiat Oncol Biol Phys. 2009, 75(3): 677 - 682.

Feddock J, Arnold S M, Shelton B J, et al. Stereotactic body radiation therapy can be used safely to boost residual disease in locally advanced non-small cell lung cancer: a prospective study. Int J Radiat Oncol Biol Phys. 2013, 85(5): 1325 – 1331.

Finlayson E, Fan Z, Birkmeyer J D. Outcomes in octogenarians undergoing high-risk cancer operation: a national study. J Am Coll Surg. 2007, 205(6): 729 – 734.

Ginsberg R J, Rubinstein L V. Randomized trial of lobectomy versus limited resection for T1 N0 non-small cell lung cancer. Lung Cancer Study Group. Ann Thorac Surg. 1995, 60(3): 615 – 622.

Griffieon G H, Lagerwaard F J, Haasbeek C J, et al. Treatment of multiple primary lung cancers using stereotactic radiotherapy.either with or without surgery. Radiother Oncol. 2013, 107(3): 403 – 408.

Grills I S, Hope A J, Guckenberger M, et al. A collaborative analysis of stereotactic lung radiotherapy outcomes for early stage non-small-cell lung cancer using daily online cone-beam computed tomography image-guided radiotherapy. J Thorac Oncol. 2012, 7(9): 1382 – 1393.

Grills I S, Mangona V S, Welsh R, et al. Outcomes after stereotactic lung radiotherapy or wedge resection for stage I non-small-cell lung cancer. J Clin Oncol. 2010, 28(6): 928 – 935.

Hamamoto Y, Kataoka M, Yamashita M, et al. Local control of metastatic lung tumors treated with SBRT of 48 Gy in four fractions: in comparison with primary lung cancer. Jpn J Clin Oncol. 2009, 40(2): 125 – 129.

Henderson M A, Hoopes D J, Fletcher J W, et al. A pilot trial of serial 18F-fluorodeoxyglucose positron emission tomography in patients with medically inoperable stage I non-small-cell lung cancer treated with hypofractionated stereotactic body radiotherapy. Int J Radiat Oncol Biol Phys. 2010, 76(3): 789 – 795.

Hocking W G, Hu P, Oken M M, et al. Lung cancer screening in the randomized prostate, lung, colorectal, and ovarian (PLCO) cancer screening trial. J Natl Cancer Inst. 2010, 102(10): 722 – 731.

Hoppe B S, Laser B, Kowalski A V, et al. Acute skin toxicity following stereotactic body radiation therapy for stage I non-small cell lung cancer: who's at risk? Int J Radiat Oncol Biol Phys. 2008, 72(5): 1283 – 1286.

Hurkmans C W, Cujpers J P, Lagerwaad F J, et al. Recommendations for implementing stereotactic radiotherapy in peripheral stage IA non-small cell lung cancer: report from the Quality Assurance Working Party of the randomized phase III ROSEL study. Radiat Oncol. 2009, 4(12): 1.

Jeremic B, Videtic G M. Chest reirradiation with external beam radiotherapy for locally recurrent non-small-cell lung cancer: a review. Int J Radiat Oncol Biol Phys. 2011, 80 (4): 969 – 977.

Johnson J, Braunstein S, Descovich M, et al. SBRT treatment of central chest lesions: experience at the University of California. San Francisco: University of California, 2014.

Karam S D, Horne Z D, Hong R L, et al. Dose escalation with stereotactic body radiation therapy boost for locally advanced non small cell lung cancer. Radiat Oncol. 2013, 8: 179.

Kelly P, Balter P A, Rebueno N, et al. Stereotactic body radiation therapy for patients with lung cancer previously treated with thoracic radiation. University of California. 2010, 78(5): 1387 – 1393.

Lagerwaard F J, Haasbeek C J, Smit E F, et al. Outcomes of risk-adapted fractionated stereotactic radiotherapy for stage I non-small-cell lung cancer. Int J Radiat Oncol Biol Phys. 2008, 70(3): 685 – 692.

Le Q T, Loo B W, Ho A, et al. Results of a phase I dose escalation study using single-fraction stereotactic radiotherapy for lung tumors. J Thorac Oncol. 2006, 1: 802 – 809.

Lee S, Choi E K, Park J H, et al. Stereotactic body frame based fractionated radiosurgery on consecutive days for primary or metastatic tumors in the lung. Lung Cancer. 2003, 40: 309 – 315.

Liu H, Zhang X, Vinogradskiy Y Y, et al. Predicting radiation pneumonitis after stereotactic ablative radiation therapy in patients previously treated with conventional thoracic radiation therapy. Int J Radiat Oncol Biol Phys. 2012, 84: 1017 – 1023.

Martini N, Bains M S, Burt M E, et al. Incidence of local recurrence and second primary tumors in resected stage I lung cancer. J Thorac Cardiovasc Surg. 1995, 109 (1): 120 – 129.

Modh A, Rimmer A, Shah M, et al. Survival and toxicity after stereotactic body radiation therapy for central lung tumors. Int J Radiat Oncol Biol Phys. 2013, 87(2S): S33.

Mutter R W, Liu F, Abreu A, et al. Dose-volume parameters predict for the development of chest wall pain after stereotactic body radiation for lung cancer. Int J Radiat Oncol Biol Phys. 2012, 82(5): 1783 – 1790.

Nagata Y, Hiroka M, Shibata T, et al. Stereotactic body radiation therapy for T1N0M0 non-small cell lung cancer: first report for inoperable population of a phase II trial by Japan Clinical Oncology Group (JCOG 0403). Int J Radiat Oncol Biol Phys. 2012, 84 (3): S46.

Nagawara K, Aoki Y, Tago M, et al. Megavoltage CT-assisted stereotactic radiosurgery for thoracic tumors: original research in the treatment of thoracic neoplasms. Int J Radiat Oncol Biol Phys. 2000, 48: 449 – 457.

Narabayashi M, Mizowaki T, Matsuo Y, et al. Dosimetric evaluation of the impacts of different heterogeneity correction algorithms on target doses in stereotactic body radiation therapy for lung tumors. J Radiat Res. 2012, 53(5): 777 – 784.

Newman A M, Bratman S V, To J, et al. An ultrasensitive method for quantitating circulating tumor DNA with broad patient coverage. Nat Med. 2014, 20(5): 548 – 554.

Norihisa Y, Nagata Y, Takayama K, et al. Stereotactic body radiotherapy for oligometastatic tumors. Int J Radiat Oncol Biol Phys. 2008, 72(2): 398 – 403.

NSCLC Meta-analyses Collaborative Group. Adjuvant chemotherapy, with or without postoperative radiotherapy, in operable nonsmall-cell lung cancer: two meta-analyses of individual patient data. Lancet. 2010, 375(9722): 1267 – 1277.

NSCLC Meta-analysis Collaborative Group. Preoperative chemotherapy for non-small-cell lung cancer: a systematic review and meta-analysis of individual participant data. Lancet. 2014, 383(9928): 1561 – 1571.

Olsen J R, Robinson C G, El Naga I, et al. Dose-response for stereotactic body radiotherapy in early-stage non-small-cell lung cancer. Int J Radiat Oncol Biol Phys. 2011, 81(4): e299 – e303.

Onishi H, Yoshiyuki S, Yasuo M, et al. Japanese multiinstitutional study of stereotactic body radiation therapy for more than 2000 patients with stage I non-small cell lung cancer. Int J Radiat Oncol Biol Phys. 2013, 87(2S): S59.

Onishi H, Araki T, Shirao H, et al. Stereotactic hypofractionated high-dose irradiation for stage I nonsmall cell lung carcinoma: clinical outcomes in 245 subjects in a Japanese multiinstitutional study. Cancer. 2004, 101: 1623 – 1631.

Onishi H, Shirato H, Nagata Y, et al. Hypofractionated stereotactic radiotherapy (HypoFXSRT) for stage I non-small cell lung cancer: updated results of 257 patients in a Japanese multi-institutional study. J Thorac Oncol. 2007, 2(7S): 94 – 100.

Palma D, Lagerwaard F, Rodrigues G, et al. Curative treatment of Stage I non-small-cell lung cancer in patients with severe COPD: stereotactic radiotherapy outcomes and systematic review. Int J Radiat Oncol Biol Phys. 2012, 82(3): 1149 – 1156.

Peulen H, Karlsson K, Lindberg K, et al. Toxicity after reirradiation of pulmonary tumors with stereotactic body radiotherapy. Radiother Oncol. 2011, 101(2): 260 – 266.

Pignon J P, Tribodet H, Scagliotti G V, et al. Lung Adjuvant cisplatin evaluation: a pooled analysis by the LACE Collaborative Group. J Clin Oncol. 2008, 26(1): 3552 – 3559.

Pisters K M, Vallieres E, Crowley J J, et al. Surgery with or without preoperative paclitaxel and carboplatin in early-stage non-small-cell lung cancer: Southwest Oncology Group Trial S9900, an intergroup, randomized, phase III trial.

Reyngold M, Wu A, McLane A, et al. Toxicity and outcomes of thoracic re-irradiation using stereotactic body radiotherapy (SBRT). Radiat Oncol. 2013, 8: 99.

RTOG. Seamless Phase I/II Study of Stereotactic Lung Radiotherapy (SBRT) for Early Stage, Centrally Located, Non-Small Cell Lung Cancer (NSCLC) in Medically Inoperable Patients: RTOG 0813. http://www.rtog.org/ClinicalTrials/ProtocolTable/StudyDetails.aspx? study = 0813.

Rusthoven K E, Kavanagh B D, Burri S H, et al. Multi-institutional phase I/II trial of stereotactic body radiation therapy for lung metastases. J Clin Oncol. 2009, 27: 1579 – 1584.

Ru Zhao Y, Xie X, de Koning H J, et al. NELSON lung cancer screening study. Cancer Imaging. 2011, 11: S79 – S84.

Senthi S, Haasbeek C J, Lagerwaard F J, et al. Radiotherapy for a second primary lung cancer arising post-pneumonectomy: planning considerations and clinical outcomes. J Thorac Dis. 2013, 5(2): 116 – 122.

Senthi S, Lagerwaard F J, Haasbeek C J, et al. Patterns of disease recurrence after stereotactic ablative radiotherapy for early stage non-small-cell lung cancer: a retrospective analysis. Lancet Oncol. 2012, 13(8): 802 – 809.

Seppenwoolde Y, Shirato H, Kitamura K, et al. Precise and real-time measurement of 3D tumor motion in lung due to breathing and heartbeat, measured during radiotherapy. Int J Radiat Oncol Biol Phys. 2002, 53(4): 822 - 834.

Shah A, Hahn S M, Stetson R L, et al. Cost-effectiveness of stereotactic body radiation therapy versus surgical resection for stage I non-small cell lung cancer. Cancer. 2013a, 119(17): 3123 - 3132.

Shah C, Kestin L L, Hope A J, et al. Required target margins for image-guided lung SBRT: assessment of target position intrafraction and correction residuals. Pract Radiat Oncol. 2013b, 3(1): 67 - 73.

Shibamoto Y, Baba F, Hashizume C, et al. Stereotactic body radiotherapy using a radiobiology-based regimen for stage I nonsmall cell lung cancer: 5-year mature results. Int J Radiat Oncol Biol Phys. 2013, 87(2S): S34 - S35.

Shibamoto Y, Hashizume C, Baba F, et al. Stereotactic body radiotherapy using a radiobiology-based regimen for stage I nonsmall cell lung cancer: a multicenter study. Cancer. 2012, 118(8): 2078 - 2084.

Shirvani S M, Jiang J, Chang J Y, et al. Comparative effectiveness of 5 treatment strategies for early-stage non-small cell lung cancer in the elderly. Int J Radiat Oncol Biol Phys. 2012, 84(5): 1060 - 1070.

Singh D, Chen Y, Hare M Z, et al. Local control rates with five-fraction stereotactic body radiotherapy for oligometastatic cancer to lung. J Thorac Dis. 2014, 6(4): 369 - 374.

Stanic S, Paulus R, Timmerman R D, et al. No clinically significant changes in pulmonary function following stereotactic body radiation therapy for early-stage peripheral non-small cell lung cancer: an analysis of RTOG 0236. Int J Radiat Oncol Biol Phys. 2014, 88(5): 1092 - 1099.

Stephans K L, Djemil T, Reddy C A, et al. A comparison of two stereotactic body radiation fractionation schedules for medically inoperable stage I non-small cell lung cancer: the Cleveland Clinic experience. J Thorac Oncol. 2009, 4(8): 976 - 982.

Strauss G M, Hemdon J E, Maddus M A, et al. Adjuvant paclitaxel plus carboplatin compared with observation in stage IB non-small-cell lung cancer: CALGB 9633 with the Cancer and Leukemia Group B, Radiation Therapy Oncology Group, and North Central Cancer Treatment Group Study Groups. J Clin Oncol. 2008, 26(31): 5043 - 5051.

Takeda A, Kunieda E, Takeda T, et al. Possible misinterpretation of demarcated solid patterns of radiation fibrosis on CT scans as tumor recurrence in patients receiving hypofractionated stereotactic radiotherapy for lung cancer. Int J Radiat Oncol Biol Phys. 2007, 70(4): 1057 - 1065.

Tammemagi C M, Pinsky P F, Caporaso N E, et al. Lung cancer risk prediction: prostate, lung, colorectal, and ovarian cancer screening trial models and validation. J Natl Cancer Inst. 2011, 103: 1058 - 1068.

Taremi M, Hope A, Dahele M, et al. Stereotactic body radiotherapy for medically inoperable lung cancer: prospective, single-center study of 108 consecutive patients. Int J Radiat Oncol Biol Phys. 2012, 82(2): 967 - 973.

The International Registry of Lung Metastases. Long term results of lung metastasectomy:

prognostic analyses based on 5206 cases. J Thorac Cardiovasc Surg. 1997, 113(1): 37-49.

The National Lung Screening Trial Research Team. Reduced lung cancer screening mortality with low-dose computed tomographic screening. N Engl J Med. 2011, 365: 395-409.

The National Lung Screening Trial Research Team. Results of low dose computed tomographic screening for lung cancer. N Engl J Med. 2013, 368: 1980-1991.

Therasse P, Arbuck S G, Eisenhauer E A, et al. New guidelines to evaluate the response to treatment in solid tumors. J Natl Cancer Inst. 2000, 92: 205-216.

Timmerman R, Paulus R, Galvin J, et al. Stereotactic body radiation therapy for inoperable early stage lung cancer. JAMA. 2010, 303(11): 1070-1076.

Timmerman R, McGarry R, Yiannoutsos C, et al. Excessive toxicity when treating central tumors in a phase II study of stereotactic body radiation therapy for medically inoperable early stage lung cancer. J Clin Oncol. 2006, 24(30): 4833-4839.

Timmerman R, Paulus R, Pass H I, et al. RTOG 0618: Stereotactic body radiotherapy (SBRT) to treat operable early stage lung cancer patients. J Clin Oncol. 2013, abstract ♯7523.

Trakul N, Harris J P, Le Q T, et al. Stereotactic ablative radiotherapy for reirradiation of locally recurrent lung tumors. J Thorac Oncol. 2012a, 7: 1462-1465.

Trakul N, Chang C N, Harris J, et al. Tumor volume adapted dosing in stereotactic ablative radiotherapy of lung tumors. Int J Radiat Oncol Biol Phys. 2012b, 84(1): 231-237.

Trovo M, Linda A, El Naga I, et al. Early and late lung radiographic injury following stereotactic body radiation therapy (SBRT). Lung Cancer. 2010, 69(1): 77-85.

Uematsu M, Shioda A, Suda A, et al. Computed tomography guided frameless stereotactic radiotherapy for stage I non-small cell lung cancer: a 5-year experience. Int J Radiat Oncol Biol Phys. 2001, 51: 666-670.

Van Klaveren R J, Oudkerk M, Prokop M, et al. Management of lung nodules detected by volume CT screening. N Eng J Med. 2009, 361(23): 2221-2229.

Videtic G M, Hu C, Singh A, et al. Radiation Therapy Oncology Group (RTOG) protocol 0915: a randomized phase 2 study comparing 2 stereotactic body radiation therapy (SBRT) schedules for medically inoperable patients with stage I peripheral non-small cell lung cancer. Int J Radiat Oncol Biol Phys. 2013, 87(2S): 3.

Wender R, Fontham E T, Barrera E, et al. American Cancer Society lung screening guidelines. CA Cancer J Clin. 2013, 63(2): 107-117.

Wisnivesky J P, Bonomi M, Henschke C, et al. Radiation therapy for the treatment of unresected stage I-II non-small cell lung cancer. Chest. 2005, 128: 1461-1467.

Wisnivesky J P, Henschke C I, Swanson S, et al. Limited resection for the treatment of patients with stage IA lung cancer. Ann Surg. 2010, 251: 550-564.

Wulf J, Haedinger U, Oppitz U, et al. Stereotactic radiotherapy for primary lung cancer and pulmonary metastases: a noninvasive treatment approach in medically inoperable patients. Int J Radiat Oncol Biol Phys. 2004, 60(1): 186-196.

Xiao Y, Papiez L, Paulus R, et al. Dosimetric evaluation of heterogeneity corrections for RTOG 0236: stereotactic body radiotherapy of inoperable stage I-II non-small-cell lung cancer. Int J Radiat Oncol Biol Phys. 2009, 73(4): 1235 – 1242.

Yamashita H, Nakagawa K, Nakamura N, et al. Exceptionally high incidence of symptomatic grade 2 – 5 radiation pneumonitis after stereotactic radiation therapy for lung tumors. Radiat Oncol. 2007, 2: 21.

Zhuang T, Djemil T, Qi P, et al. Dose calculation differences between Monte Carlo and pencil beam depend on the tumor locations and volumes for lung stereotactic body radiation therapy. J Appl Clin Med Phys. 2013, 14(2): 4011.

Zimmermann F B, Geinitz H, Schill S, et al. Stereotactic hypofractionated radiotherapy for stage I non-small cell lung cancer. Lung Cancer. 2005, 48(1): 1 – 7 – 14.

第八章
消化系统

David R. Raleigh，Albert J. Chang

要点

- 虽然手术是胰腺癌的主要治疗方式，也是肝脏、腹腔淋巴结、肾上腺寡转移的主要治疗方式，但 SBRT 也是可行的且耐受良好，可以取得较高的局部控制率。
- 消化系统恶性肿瘤 SBRT 疗效评价标准包括影像学特征、血清肿瘤标志物（CA-199、CEA 等）、和/或临床表现。
- 既往接受过放疗的患者，SBRT 后的毒性增加。
- 已探索过许多 SBRT 剂量/分次方案；较低的总剂量和较高的分割剂量可能更适合于邻近或位于重要器官结构内的病灶，如肝门，或一般情况差的患者。

检查

- 病史和体检
  - 胰腺癌：饮酒史、吸烟史、肥胖史、BRCA 基因检测、Peutz-Jeghers 综合征（黑斑息肉综合征）、家族性非典型性多发痣-黑素瘤综合征、共济失调毛细血管扩张症。
  - 肝癌：乙肝病史、丙肝病史、遗传性血色病、饮酒史、黄曲霉素接触史、咀嚼槟榔史、非酒精性脂肪性肝病史。
- 系统回顾：体重减轻、上腹痛、黄疸。

- 实验室检查
  - 一般检查：全血细胞计数、肝功能、LDH、生化、凝血系列。
  - 肝脏：血清 AFP、总胆红素、白蛋白、INR、乙肝/丙肝系列、多时相 CT±肝脏 MRI。Childs-Pugh 评分评估肝功能；慎用于 Childs-Pugh 评分 B 级和 C 级的患者。
  - 胰腺：血清 CA－199、CEA、淀粉酶、脂肪酶。
- 影像学检查
  - 腹部增强 CT：根据可疑肿瘤部位另行个体化影像学检查（如胰腺和胆道恶性肿瘤行 ERCP/MRCP/EUS，肝脏恶性肿瘤行三时相 CT 和/或 MRI 等）。
- 病理学
  - 若组织学不明，对肝脏、肾上腺、淋巴结等转移灶行 CT 引导下活检。
  - 对于胰腺肿瘤，首选内镜逆行胰胆管造影下支架置入和/或内镜超声（EUS）引导下活检，尽管腹腔镜分期和 CT 引导下活检也是可行的。

治疗建议(表 8－1)

表 8－1　治　疗　建　议

病变部位	临床表现	推荐治疗
胰腺	可切除	手术±辅助化放疗或化疗
	临界可切除（KPS 评分良好）	先辅助化放疗后再分期，若可行则手术切除
	临界可切除（KPS 评分不佳）或不可切除	根治性化放疗、单用常规分割放疗、单用化疗或 SBRT
	远处转移	如有必要，行支架置入、旁路术、化疗、放疗、支持治疗缓解症状；除紧急缓解症状外，不推荐 SBRT
肝脏	可切除的肝细胞癌或寡转移灶合并可控的原发灶	部分肝切除
	无法切除的肝细胞癌，或内科原因不能耐受手术的肝细胞癌，或寡转移灶合并可控的原发灶	首选肝移植或经动脉化疗栓塞、射频消融、冷冻治疗、酒精消融、SBRT 或索拉非尼治疗后再分期，若可行则手术切除

（续表）

病变部位	临床表现	推荐治疗
腹腔、腹膜后、盆腔淋巴结	转移灶	首选全身治疗,手术和SBRT也可用于寡转移灶或缓解疼痛
肾上腺	转移灶	首选全身治疗,手术和SBRT也可用于寡转移灶或缓解疼痛

放射外科技术

模拟定位和照射野的设计

- 模拟定位1周以前在EUS（胰腺）或CT引导（肝脏）下放置金属植入标记（GSM）,使炎症得以缓解。

- 模拟定位30～60 min前口服造影剂。若MRI定位扫描用于治疗计划制订,不必口服造影剂。

- 患者取仰卧位,双臂上举过头,使用臂托固定或负压成型垫固定躯干。根据影像引导模式考虑是否用压腹装置。

- 胰腺位于L1～L2,腹腔动脉位于T12,肠系膜上动脉位于L1。

- 治疗计划
  - 使用增强CT或MRI扫描图像勾画胰腺肿瘤靶区;三时相CT和/或MRI勾画肝脏肿瘤靶区。

- 影像引导
  - 首选：4D-CT定义ITV,每天使用机载影像系统摆位和追踪。
  - 可选：主动呼吸控制（ABC）,正交MV成像,kV荧光透视。

- 照射野的设计：基于4D-CT的ITV外扩3～5 mm的边缘。
  - 最佳：PTV基于4D-CT的ITV外扩3～5 mm的边缘。
  - 其他追踪和固定策略通常要求以GTV为基础径向外扩5～7 mm、头脚方向外扩1～1.5 cm,以充分覆盖肿瘤。
  - 慎重包入胰腺肿瘤周围的水肿,因照射野会过大。
  - 考虑缩小PTV,为重要结构留出2 mm的边缘,尤其是一般情况差的患者,很难耐受因出血、穿孔等原因而进行的剖腹探查术。

■ 由于毒性的原因,应尽量避免或尽可能减少 SBRT 野内预防性淋巴结照射的范围。

剂量处方

■ 胰腺:33 Gy/5 次。

■ 肝脏:基于肿瘤位置和肝功能状况而定。

　　■ 外周:23~30 Gy/1 次,27.5~60 Gy/3~6 次。

　　■ 中央:40 Gy/5 次。

■ 腹腔淋巴结(基于一系列回顾性病例):45~60 Gy/3~6 次。

■ 肾上腺转移灶(基于一系列回顾性病例):23 Gy/1 次,36 Gy/3~5 次(图 8-1 和图 8-2)。

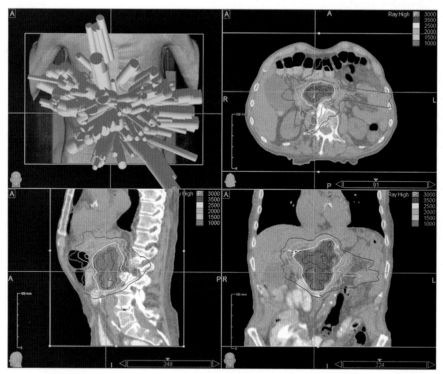

图 8-1　胰腺 SBRT。88 岁男性,局部晚期不可切除胰腺癌。4D-CTV ITV 外扩用于治疗计划(由机器人放射外科设备执行,使用 6 MV 光子线,给予 73%等剂量线 3 000 cGy/5 次的总剂量)。从左上角顺时针开始依次为射线角度,以及横断面、冠状面及矢状面 CT 图像和等剂量线,PTV 为红色染区

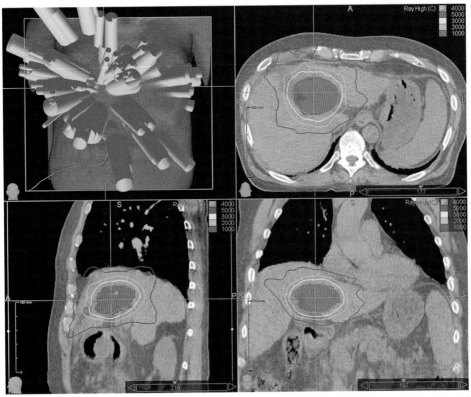

图 8-2 肝 SBRT。61 岁男性,有丙肝病史,4 次经导管动脉化疗栓塞和 2 次酒精灌注后肝门复发肝细胞癌。单个病灶内定位金属标记,用于机器人放射外科治疗期间的追踪。使用 6 MV 光子线治疗肿瘤(给予 82% 等剂量线 4 000 cGy/5 次的总剂量)。从左上角顺时针开始依次为射线角度,以及横断面、冠状面及矢状面 CT 图像和等剂量线,PTV 为红色染区

剂量限制(表 8-2)

表 8-2 剂 量 限 制

器官组织	分割次数	耐受量限值	剂量限制性毒性	研　究
胃	1 次	V22.5 Gy<4%,远端腔壁避开 50% 等剂量线	溃疡、穿孔	Chang 等(Cancer 2009)
	3 次	Dmax<30 Gy		Kavanagh 等(IJROBP 2010)
	6 次	Dmax<32 Gy D3 cm³ <36 Gy		Bujold 等(JCO 2013),Tozzi 等(Rad Onc 2013)

（续表）

器官组织	分割次数	耐受量限值	剂量限制性毒性	研　究
小肠	1 次	V12.5 Gy＜30 cc	溃疡、穿孔	Kavanagh 等（IJROBP 2010）
	3 次	Dmax＜30 Gy		Bujold 等（JCO 2013）
	6 次	Dmax＜36 Gy		Kavanagh 等（IJROBP 2010）
十二指肠	1 次	V22.5 Gy＜5% V12.5 Gy＜50% 远端腔壁避开50%等剂量线	溃疡、穿孔	Chang 等（Cancer 2009）
	6 次	Dmax＜33 Gy D1 cm^3＜36 Gy		Bujold 等（JCO 2013）、Tozzi 等（Rad Onc 2013）
大肠	6 次	Dmax＜36 Gy	大肠炎、穿孔	Bujold 等（JCO 2013）
肝脏	1 次	V5 Gy＜50% V2.5 Gy＜70%	肝功能、肝硬化、肝炎、胆道狭窄、放射性肝病（RILD）	Chang 等（Cancer 2009）
	1 次或3～5 次	700 cm^3＜15 Gy		Rusthoven 等（JCO 2009）、Pan 等（IJROBP 2010）、Goodman 等（IJROBP 2010）
	3～6 次	原发性肝癌： 最大非致死剂量（MNLD）＜13 Gy（3 次），＜18 Gy（6 次） 转移灶： MNLD＜15 Gy（3 次），＜20 Gy（6 次）		Pan 等（IJROBP 2010）
	5 次	肝硬化/肝炎： V30 Gy＜60% V27 Gy＜70%		Katz 等（IJROBP 2007）
	6 次	总体积 Vtot－V21 Gy＞700 cm^3		Tozzi 等（Rad Onc 2013）

(续表)

器官组织	分割次数	耐受量限值	剂量限制性毒性	研　　究
肾脏	1 次	V5 Gy<75%	肾功能、恶性高血压	Goodman 等（IJROBP 2010）
	6 次	V15 Gy<35% 平均剂量<12 Gy		Rusthoven 等（JCO 2009），Tozzi 等（Rad Onc 2013），Bujold 等（JCO 2013）
脊髓	1 次	Dmax<12 Gy	脊髓炎	Goodman 等（IJROBP 2010）
	6 次	Dmax<18 Gy		Rusthoven 等（JCO 2009），Tozzi 等（Rad Onc 2013）
胸壁	3 次	V30 Gy<10 ml	疼痛或骨折	Rusthoven 等（JCO 2009）
	6 次	Dmax<54 Gy		Dawson 等（Acta Oncol 2006）
心脏	6 次	Dmax<40 Gy	心包炎	Dawson 等（Acta Oncol 2006）

毒性反应和处理

- 急性并发症如恶心、呕吐，放疗后可立即发生或者治疗后的数小时内发生，临床能有效地治疗，甚至可以口服药物预防。
  - 因追踪胰腺/肝脏肿瘤行金属标志物（GSM）放置后出现的炎症，可能导致胆道狭窄而需要（重新）支架植入。
- 远期并发症
  - 因黏膜损伤或溃疡出现的消化不良、痉挛、腹泻，可能导致营养不良性体重下降以及瘘管、出血、穿孔形成，除了最佳支持治疗以外，临床很难处理。
  - 肠壁纤维化导致的粘连、梗阻，可能需要腹腔镜/剖腹探查来解决。
  - 胸壁痛和肋骨骨折，尤其多见于肝脏 SBRT。

■ 胰腺和肾上腺功能不全可能需要外源性补充。
■ 放射性肝损（RILD）通常发生于治疗后的 3 个月内，可能导致肝衰竭和死亡，治疗选择仅限于支持治疗。
  ◆ 典型的 RILD 表现为无黄疸性肝大、腹水、碱性磷酸酶升高，继发于中央静脉阻塞和闭合而导致的肝细胞坏死。
  ◆ 非典型的 RILD 表现为转氨酶升高到正常上限 5 倍以上或 Child-Pugh 评分恶化为 2 分或以上，不具典型 RILD 特征。

随访建议

病史/体检、实验室检查、腹部 CT（多时相 vs 胰腺）每 3 个月 1 次，持续 2 年，之后每 6 个月 1 次，评估疾病复发/进展。

证据

胰腺

常规分割放化疗后的 SBRT 加量

斯坦福（Koong et al., 2005）：该 II 期研究包含 16 例不可切除胰腺癌，接受 45 Gy/25 次 IMRT 治疗联合同步氟尿嘧啶或卡培他滨，放化疗后 1 个月内序贯 SBRT 推量 25 Gy/1 次。中位总生存时间为 33 周，6 个月和 1 年生存率约为 80% 和 15%。到死亡为止的无局部进展率（FFLP）（即治疗野内无肿瘤生长证据）为 94%。3 级毒性 2 例，无 4 级以上事件。由于常规分割放化疗后 SBRT 加量的治疗策略胃肠道毒性反应大，且等待时间长，这个策略被放弃。倾向于全身密集化疗后予以 SBRT 的治疗策略。

初始 SBRT

■ 意大利（Tozzi et al., 2013）：该前瞻性研究分析了 30 例不可切除（70%）或复发（30%）胰腺癌，接受吉西他滨序贯 SBRT 45 Gy/6 次（5 例患者为满足耐受量限制减少至 36 Gy/6 次)治疗。CTV 定义为动脉期 CT 可见病灶,径向外扩 0.5 cm 和头脚方向外扩 1 cm 形成 PTV,并为重要器官结构留出 2 mm 的边缘。中位随访时间为 11 个月。FFLP 为 85%(45 Gy 组为 96%);中位 PFS 为 8 个月。1 年 OS 为 47%;中位 OS 为 11 个月。无 3 级以上毒性发生。

- 斯坦福(Chang et al., 2009):该回顾性研究分析了 77 例无法手术(58%局部晚期、14%内科疾病原因、19%远处转移、8%复发)的原发灶直径<7.5 cm 的胰腺癌患者。中位随访时间为 6 个月(存活者为 12 个月)。所有患者接受 SBRT 25 Gy/1 次,96%的患者联合以吉西他滨为基础的化疗。6 个月和 12 个月 LC 为 91%和 84%,PFS 为 26%和 9%,OS 为 56%和 21%。9 例局部治疗失败的患者中有 8 例远处转移。16%患者之前接受过 IMRT 治疗,在 10 例发生晚期 3 级以上毒性的患者中,占有 3 例。

- 丹麦(Hoyer et al., 2005):该 II 期研究包括 22 例不可切除胰腺癌患者,接受 SBRT Dmax 45 Gy/3 次治疗。GTV 包括肿瘤及周边的水肿;PTV 定义为 CTV 横断面上外扩 0.5 cm 以及纵向外扩 1 cm。中位 OS 为 6 个月;1 年 OS 为 5%;局部失败率为 27%,但仅 5%没有同时发生局部/远处失败。66%的患者治疗后 3 个月时一般情况、恶心、疼痛、镇痛剂需求有所改善。22%的患者在治疗后 14 天内发生严重的急性胃肠道毒性,包括黏膜炎、溃疡、穿孔。预后不良可能是因为 BED 低,同时又因治疗体积过大而致毒性不可耐受。

进展

胰腺癌放射治疗研究组(斯坦福):目前正在入组 III 期临床研究"FOLFIRINOX±SBRT 治疗局部晚期胰腺癌患者"。主要研究终点为 PFS;次要研究终点为 MFS、OS、LPFS、毒性、FDG-PET 疗效评价以及生活质量。于 2018 年基本完成。

肝脏

技术

- 斯坦福(Goodman et al., 2010):该研究为 I 期剂量递增研究,使用单次分割 SBRT 治疗 26 例患者(共 40 个肝脏病灶),并动态追踪肿瘤内植入的 3~5 个金属标记点。所有病灶≤5 cm 并接受 18～30 Gy 的 SBRT 治疗(以 4 Gy 递增)。4D‑CT 用于勾画 ITV,然后外扩 3～5 mm 形成 PTV。中位随访时间为 17 个月。无 2 级以上毒性发生。LC 为 77%,统计学 2 年生存率为 50%,中位生存期为 28.6 个月。

■ 玛格丽特公主医院(Dawson et al.,2006):该研究为包含 79 例患者(45 例原发肝肿瘤,34 例转移灶)的Ⅰ/Ⅱ期剂量递增试验,旨在确立肝脏 SBRT 的固定方式、放疗计划、PTV 边缘、图像引导以及处方剂量。GTV 在呼气后屏气的三时相 CT 和/或 MRI 上勾画;外扩 8 mm 形成 CTV,PTV 边缘基于肝脏运动幅度不同而个体化≥5 mm。靶区运动在头脚方向最大(平均 29 mm),其次为前后方向(平均 9 mm)和侧面方向(平均 8 mm)位移。主动呼吸控制和图像引导策略(正交 MV 图像、正交 kV 透视以及 kV 锥束 CT)使得分割内可重复性非常好(中位位移 1.5 mm),尽管分次间误差偏大(中位位移 3.4 mm)。剂量个体化以维持 RILD 风险在 5%～20%;中位剂量为 36.6 Gy/6 次(24～57 Gy)。

■ 德国(Herfarth et al.,2000):该Ⅰ/Ⅱ期研究包含 24 例肝转移的患者,接受单次分割 SBRT 治疗;使用腹部压迫在透视下可评估摆位准确性。中位位移:侧方 1.8 mm,头脚方向<5 mm,前后方向 2 mm;横隔 7 mm。结论显示单纯腹压能获得高精度的体部摆位和肿瘤位置。

剂量效应

　　德国(Wulf et al.,2006):该前瞻性研究在包含 56 个肝脏病灶(5 例原发肝癌、51 例转移灶)的 44 例患者中进行了"低剂量"(10 Gy×3 次或 7 Gy×4 次)和"高剂量"(12～12.5 Gy×3 次或 26 Gy×1 次)的对比。中位随访时间 15 个月,剂量与 1 年(86% vs 100%)和 2 年(58% vs 82%)的局控(LC)显示出临界显著相关性($p = 0.077$),多因素分析显示高剂量组具有较高的 LC($p = 0.008\,9$)。1 年和 2 年 OS 分别为 72% 和 32%。没有严重的急性或晚期毒性报道。

转移灶

■ 科罗拉多(Rusthoven et al.,2009):该Ⅰ/Ⅱ期试验包含 47 例接受 SBRT 治

疗的患者(每例有 1～3 个＜6 cm 的肝转移灶);中位随访时间 16 个月;Ⅰ 期的剂量递增从 36 Gy 到 60 Gy,共 3 次分割;Ⅱ 期给予 80%～90%等剂量线 60 Gy/3 次的剂量。GTV 在使用主动呼吸控制时径向外扩 5 mm、头脚方向外扩 10 mm,在使用腹部压迫时径向外扩 7 mm、头脚方向外扩 15 mm;1 年和 2 年 LC 分别为 95%和 92%,＜3 cm 的病灶 LC 为 100%。中位和 2 年 OS 分别为 20.5 个月和 30%。1 例 3 级毒性;在之后继续接受贝伐单抗治疗的患者中无血液学并发症发生。

- 罗彻斯特(Katz et al., 2007):该研究为回顾性单中心的大分割放疗治疗肝转移的经验,包含 69 例患者共 174 个肝脏病灶(中位大小 2.7 cm),且正常肝脏＞1 000 ml。给予 80%等剂量线中位 SBRT 剂量 48 Gy,单次分割 2～6 Gy(首选 50 Gy/5 次,超过 2 周的疗程)。PTV = GTV + 7 mm 径向外扩和 10 mm 头脚方向外扩;治疗期间使用呼吸门控;中位随访时间为 14.5 个月,20 个月 LC 为 57%,12 个月 PFS 为 24%,中位 OS 为 14 个月;无 3 级以上毒性发生;75%的初治患者出现新发肝脏病灶,其中 93%愿意接受再次 SBRT 治疗。

肝细胞癌

　　玛格丽特公主医院(Bujold et al., 2013):该研究为序贯的Ⅰ期(50 例)和Ⅱ期(52 例)试验,使用 SBRT 治疗,24～54 Gy/6 次。所有患者病变为 Child-Turcotte-Pugh A 级,至少 700 ml 的非癌性肝脏且病灶≤5 cm,尽管 52%的患者之前已接受治疗,55%有肿瘤血管血栓(TVT),61%有多发病灶,中位肿瘤大小为 7.2 cm。主动呼吸控制和腹部压迫技术用于尽量减少肿瘤运动。GTV 外扩 5～8 mm 形成 CTV,CTV 外扩≥5 mm 形成 PTV。1 年 LC 为 87%(11% CR、43% PR、45% SD);SBRT 剂量和入组Ⅱ期研究在单因素分析中显示出对 LC 有预后意义。TVT 和Ⅱ期试验组平均 OS 为 17 个月,TVT 和入组Ⅱ期研究在多因素分析中显示出对总生存有显著预后意义。肝外病灶没有预测意义,可能是因为入组患者肝脏病变严重。超过 30%的患者出现 3 级毒性,包括 7 例 TVT 的患者可能是治疗相关的死亡。

肝切除术后辅助放疗

瑞典(Gunvén et al., 2003)：为回顾性单中心的经验。初始肝切除术后仅肝脏复发的患者，其4个病灶接受框架 SBRT(20 Gy×2 次或 15 Gy×3 次)。经过 13~101 个月的随访后，LC 为 100%。

影像随访

德国(Herfarth et al., 2003)：对 36 例患者单次分割 SBRT(平均剂量 22 Gy)前后的肝肿瘤进行 131 次多时相 CT 扫描。在治疗后中位时间 1.8 个月时，74%的扫描显示一段时间后治疗区周围出现边界清楚的低密度区逐渐缩小。

进展

RTOG 11‐12：该研究在不适合或经过射频消融或经动脉化疗栓塞后难治疗的病例，且不适合肝移植的患者中进行索拉非尼与 SBRT(27.5~50 Gy，分 5 次)序贯索拉非尼的对比。主要研究终点是总生存期；目标入组 368 人。

腹腔、盆腔和腹膜后淋巴结

■ 韩国(Bae et al., 2012)：回顾性分析了单中心 41 例患者的 50 个结直肠癌转移灶(肺转移 12 例、肝转移 11 例、腹腔淋巴结转移 18 例)，接受 45~60 Gy/3 次 SBRT 治疗。淋巴结的 GTV 在所有平面外扩 2~4 mm 形成 PTV。经过 28 个月的中位随访时间，3 年和 5 年 PFS、LC、OS 分别为 40%、64%和 60%，40%、57%和 38%。总的 GTV 大小和 SBRT 剂量的高低对 LC 有统计学预后意义。1 例盆腔淋巴结 SBRT 后 3 级穿孔，1 例主动脉旁淋巴结 SBRT 后 3 级梗阻。

■ 意大利(Bignardi et al., 2011)：回顾性分析了单中心 19 例手术不可切除的腹腔和后腹膜淋巴结寡转移患者，经 SBRT 给予 80%等剂量线 45 Gy(连续 6 天分割照射)。为满足正常组织耐受量限制，6 例患者剂量减少 10%~20%，化疗于放疗前 3 周开始直至疾病进展。PTV 为 CTV 径向外扩 3 mm、头脚方向外扩 6 mm。中位随访时间 12 个月；12 个月和 24 个月 FFLP 和 OS 均为 78%和 93%，PFS 分别为 30%和 20%。转移灶数量(单个 vs 非单个)与 PFS

显著相关。无 RT 相关的 2 级以上事件发生。

肾上腺转移

- 佛罗伦萨(Casamassima et al.，2012)：回顾性分析了单中心 40 例单个肾上腺转移的接受 SBRT 36 Gy/3 次治疗(给予 70%等剂量线)的患者，以及 8 例接受 23 Gy/1 次 SBRT 的患者；中位随访时间 16.2 个月；4D‑CT 用于勾画 ITV，其统一外扩 3 mm 形成 PTV；CBCT 用于图像引导；统计学 1 年和 2 年 LC 为 90%，仅 2 例局部失败(平均时间 4.9 个月)，尽管 48 例患者均远处失败(OS 为 39.7%)。1 例 2 级肾上腺功能不全发生。

- Arnaud 等(2011)：该回顾性配对研究在 62 例单个肾上腺寡转移灶的患者(原发肿瘤已控制)中，进行腹腔镜肾上腺切除与 SBRT(给予 80%等剂量线 36 Gy/5 次)的对比。平均随访时间 18 个月。SBRT 组 6 个月和 12 个月 OS(分别为 77%和 62%)与手术组(分别为 87%和 77%)相比无显著差异。

(吴永欣)

参考文献

Almaghrabi M Y，Supiot S，Paris F，et al.，2012. Stereotactic body radiation therapy for abdominal oligometastases：a biological and clinical review. Radiation oncology (London，England)，7，126.doi：10.1186/1748‑717X‑7‑126.

Arnaud A，Caiazzo R，Claude L，et al.，2011. Stereotactic Body Radiotherapy vs. Surgery for Treatment of Isolated Adrenal Metastases：A Matched Pair Analysis Including 62 Patients. Radiation Oncology Biology，81(S)，S89. doi：10.1016/j.ijrobp.2011.06.181.

Bae S H，Kim M‑S，Cho C K，et al. High dose stereotactic body radiotherapy using three fractions for colorectal oligometastases.Journal of surgical oncology. 2012，106(2)：138‑143. doi：10.1002/jso.23058.

Bignardi M，Navarria P，Mancosu P，et al. Clinical outcome of hypofractionated stereotactic radiotherapy for abdominal lymph node metastases. International journal of radiation oncology，biology，physics. 2011，81(3)：831‑838. doi：10.1016/j.ijrobp.2010.05.032.

Bujold A，Massey C A，Kim J J，et al. Sequential Phase I and II Trials of Stereotactic Body Radiotherapy for Locally Advanced Hepatocellular Carcinoma. Journal of Clinical Oncology. 2013，31(13)：1631‑1639. doi：10.1200/JCO.2012.44.1659.

Cao Y，Pan C，Balter J M，et al. Liver function after irradiation based on computed tomographic portal vein perfusion imaging. Radiation Oncology Biology. 2008, 70(1): 154 - 160. doi: 10.1016/j.ijrobp.2007.05.078.

Casamassima F, Livi L, Masciullo S, et al. Stereotactic radiotherapy for adrenal gland metastases: university of Florence experience. International journal of radiation oncology, biology, physics. 2012, 82(2): 919 - 923. doi: 10.1016/j.ijrobp.2010.11.060.

Chang D T, Schellenberg D, Shen J, et al. Stereotactic radiotherapy for unresectable adenocarcinoma of the pancreas. Cancer. 2009, 115(3): 665 - 672. doi: 10.1002/cncr.24059.

Dawson L A, Eccles C, Craig T. Individualized image guided iso-NTCP based liver cancer SBRT. Actaoncologica (Stockholm, Sweden). 2006, 45(7): 856 - 864. doi: 10.1080/02841860600936369.

Goodman K A, Wiegner E A, Maturen K E, et al. Dose-escalation study of single-fraction stereotactic body radiotherapy for liver malignancies. International journal of radiation oncology, biology, physics. 2010, 78(2): 486 - 493. doi: 10.1016/j.ijrobp.2009.08.020.

Gunvén P, Blomgren H, Lax I. Radiosurgery for recurring liver metastases after hepatectomy. Hepato-gastroenterology. 2003, 50(53): 1201 - 1204.

Herfarth K K, Debus J, Lohr F, et al. Extracranial stereotactic radiation therapy: set-up accuracy of patients treated for liver metastases. Radiation Oncology Biology. 2000, 46(2): 329 - 335.

Herfarth K K, Hof H, Bahner M L, et al. Assessment of focal liver reaction by multiphasic CT after stereotactic single-dose radiotherapy of liver tumors. Radiation Oncology Biology. 2003, 57(2): 444 - 451.

Hoyer M, Roed H, Sengelov L, et al. Phase-II study on stereotactic radiotherapy of locally advanced pancreatic carcinoma. Radiotherapy and oncology: journal of the European Society for Therapeutic Radiology and Oncology. 2005, 76(1): 48 - 53. doi: 10.1016/j.radonc.2004.12.022.

Katz A W, Carey-Sampson M, Muhs A G, et al. Hypofractionated stereotactic body radiation therapy (SBRT) for limited hepatic metastases. Radiation Oncology Biology. 2007, 67(3): 793 - 798. doi: 10.1016/j.ijrobp.2006.10.025.

Kavanagh B D, Pan C C, Dawson L A, et al., 2010. Radiation dose-volume effects in the stomach and small bowel. International journal of radiation oncology, biology, physics, 76(3 Suppl), S101 - S107. doi: 10.1016/j.ijrobp.2009.05.071.

Koong A C, Christofferson E, Le Q - T, et al., 2005. Phase II study to assess the efficacy of conventionally fractionated radiotherapy followed by a stereotactic radiosurgery boost in patients with locally advanced pancreaticcancer. Radiation Oncology Biology, 63(2), 320 - 323. doi: 10.1016/j.ijrobp.2005.07.002.

Méndez Romero A, Wunderink W, Hussain S M, et al., 2006. Stereotacticbody radiation therapy for primary and metastatic liver tumors: A single institution phase i - ii study. Actaoncologica (Stockholm, Sweden), 45(7), 831 - 837. doi: 10.1080/02841860600897934.

Pan C C, Kavanagh B D, Dawson L A, et al., 2010. Radiation-associatedliver injury. International journal of radiation oncology, biology, physics, 76(3 Suppl), S94 - S100. doi: 10.1016/j.ijrobp.2009.06.092.

Rule W, Timmerman R, Tong L, et al. Phase I dose-escalation study of stereotactic body radiotherapy in patients with hepatic metastases. Annals of surgicaloncology. 2011, 18 (4): 1081 - 1087. doi: 10.1245/s10434 - 010 - 1405 - 5.

Rusthoven K E, Kavanagh B D, Cardenes H, et al. Multi-Institutional Phase I/II Trial of Stereotactic Body Radiation Therapy for Liver Metastases.Journal of Clinical Oncology. 2009, 27(10): 1572 - 1578. doi: 10.1200/JCO.2008.19.6329.

Tozzi A, Comito T, Alongi F, et al., 2013. SBRT in unresectable advanced pancreatic cancer: preliminary results of a mono-institutional experience. Radiation oncology (London, England), 8(1), 148.doi: 10.1186/1748 - 717X - 8 - 148.

Wulf J, Guckenberger M, Haedinger U, et al. Stereotactic radiotherapy of primary liver cancerand hepatic metastases. Actaoncologica (Stockholm, Sweden). 2006, 45(7): 838 - 847. doi: 10.1080/02841860600904821.

Wurm R E, Gum F, Erbel S, et al. Image guided respiratory gated hypofractionated Stereotactic Body Radiation Therapy (H - SBRT) for liver and lung tumors: Initial experience. Actaoncologica (Stockholm, Sweden). 2006, 45(7): 881 - 889. doi: 10.1080/02841860600919233.

第九章
泌尿生殖系统

Michael Wahl，Albert J. Chang，Alexander R. Gottschalk & Mack Roach，III

要点

■ 前列腺癌具有低的 α/β 值,为 1.5～3,这一点有助于实施大分割放射治疗。

■ 肾细胞癌的 α/β 值相对较低,为 3～6。

■ 目前针对膀胱、肾脏及其他泌尿生殖器官部位 SBRT 治疗的研究很少。

■ 前列腺癌 SBRT 治疗的研究大部分使用的是射波刀,但基于标准直线加速器的 SBRT 治疗也是被认可的。

■ 在前列腺癌治疗中,与 IMRT 相比,SBRT 具有更佳的成本效益和便利性 (Sher et al., 2012)。

■ 目前尚缺乏 SBRT 与常规放疗疗效比较的随机对照研究。

适应证(表 9-1)

表 9-1 适 应 证

肿瘤部位	具体描述	推荐治疗方案
前列腺	低危组	积极观察随访,前列腺癌根治术,根治性放疗(图像引导下 IMRT 或单纯近距离放射治疗或单纯 SBRT)

（续表）

肿瘤部位	具体描述	推荐治疗方案
前列腺	中危组	前列腺癌根治术或根治性放疗（IMRT＋前列腺局部加量，可采取外照射治疗、近距离放疗或 SBRT 加量）同时予以短程抗雄激素治疗（4个月）；针对预后好的患者也可选择高剂量率后装放疗或 SBRT 治疗
	高危组	前列腺癌根治术或根治性放疗（IMRT＋前列腺局部加量，可采取外照射治疗、近距离放疗或 SBRT 加量）同时予以长程抗雄激素治疗（2～3 年）
	放疗后有病灶残留	根治性手术治疗，或挽救性高剂量率后装放疗或 SBRT 治疗
膀胱	病灶浸润肌层（T2～T4），有保留膀胱需求	＋/－新辅助化疗后根治性手术切除或同步放化疗，采用 IMRT 照射盆腔及膀胱，考虑针对瘤床区行 SBRT 加量（研究性）
肾细胞癌	可手术单侧病变	肾脏切除术＋/－术后放疗
	不可手术单侧病变	针对原发病灶行 SBRT
	双侧或复发性对侧病变	针对不能切除的肾脏行局部病灶 SBRT

诊断检查

前列腺癌

■ 根据危险度分组，按照标准进行相应检查。

■ 既往病史及体格检查，重点是泌尿系统体征、勃起功能、骨痛及电子直肠镜检查。

■ 实验室检查：PSA、睾酮、肝功能检查（主要针对中、高危组抗雄激素治疗患者）。

■ 经直肠超声引导下前列腺穿刺活检；Gleason 评分＞8 分者进行前列腺大小测量。

■ 根据 NCCN 2014 版指南，有以下高危因素者需行骨扫描或全身 PET－CT 评估：

　■ PSA＞20。

　■ T2 以及 PSA＞10。

■ Gleason 评分＞7。

■ T3 或 T4。

■ 有症状者。

■ 对于 T3、T4 或淋巴结受累可能大于 10% 的患者应行盆腔 CT 或 MRI 检查（NCCN 2014 指南）。

■ 前列腺 MRI 评估用于治疗计划的设计。

膀胱癌

■ 病史和体格检查，实验室检查包括：全血细胞分析、尿素氮、肌酐、碱性磷酸酶、尿酸、尿细胞学检查。

■ 麻醉下膀胱镜检查。

■ 上尿路成像（肾盂造影、尿路 CT、肾脏 B 超、输尿管镜检查术或尿路 MRI）。

■ 若肌层有浸润，需完善胸片或 CT，以及腹部和盆腔 CT。

■ 经尿道膀胱肿瘤切除术，随机膀胱黏膜活检，如果膀胱三角区受累，活检必须包括前列腺尿道部。

肾细胞癌

■ 病史和体格检查（血尿、侧腹部疼痛、侧腹部肿块等常见体征）。

■ 实验室检查：全血细胞分析、肝功能、尿素氮、肌酐、乳酸脱氢酶、尿酸。

■ 腹部 CT 检查，如果考虑下腔静脉受累建议行腹部 MRI。

■ 胸部平片或胸部 CT。

■ 如果有临床指征，可以行骨扫描和脑部 MRI 检查。

放射外科技术

模拟定位和放射野区设计

前列腺

■ 至少于定位前 1 周行直肠超声引导下金粒子标记植入（2 粒位于前列腺基底

部,1 粒位于尖部)。

■ 模拟定位：定位当天予以灌肠,定位前充盈膀胱,仰卧在负压成型垫上。

■ 融合前列腺 MRI 图像与定位 CT 图像。

■ 每次治疗前 2～3 h 予以灌肠处理(根据 RTOG 0938 临床试验)。

■ 图像引导

　　■ 射波刀：通过正交 kV‐X 线透视实时金属标记点跟踪,了解治疗期间的运动情况(推荐)。

　　■ 直线加速器：通过电子射野成像系统、锥形束 CT 或螺旋 CT 成像系统进行每日金属标记点图像引导放疗。如果治疗时间大于 7 min,每隔 7 min 重复图像引导。治疗结束时重复进行图像验证,以记录治疗过程的稳定性。

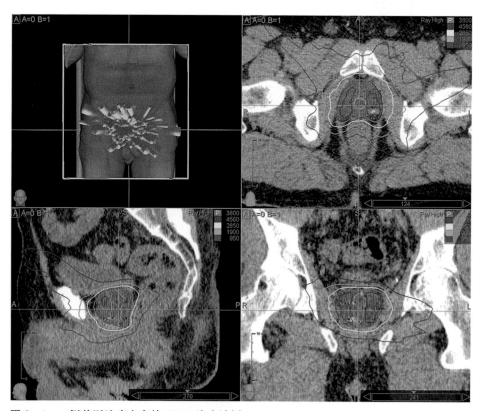

图 9‐1　一例前列腺癌患者的 SBRT 治疗计划。(b)(c)(d)图分别显示横断面、矢状面以及冠状面图像。该患者属于低危组,cT1c,Gleason 评分＝6,PSA＝3.8,接受单纯 SBRT 治疗,38 Gy/4 次。靶区为红色阴影区域,尿道需要避开的结构以蓝色标记。橘红色曲线表示处方剂量的等剂量线,红色曲线表示120%的处方剂量。(a)图显示的是一例经典的治疗计划,采用多个非共面(＞100)及非等中心照射

■ 治疗计划：

　　■ GTV：任何 MRI 可见的病灶区域和/或基于活检病理提示的病灶部位。

　　■ CTV：CT/MRI 融合图像中前列腺区域，＋／－邻近的精囊腺。

　　■ PTV：CTV 外放 3～5 mm，避开直肠。

　　■ 尿道轮廓是需要避开的解剖结构。

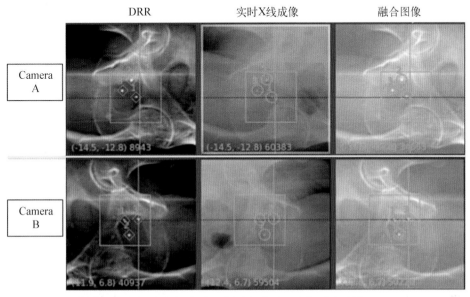

图 9－2　使用射波刀治疗前列腺癌，每次照射过程中采用金标跟踪系统。位于前列腺内的 3 颗金粒子标记物可以被显示出来，左图是基于定位 CT 的正交数字重建影像(DRR)，中间是实时 X 线成像。治疗过程中，射线可以根据两者金标的融合图像(右图)进行自动跟踪调整，从而使每次治疗的摆位误差限制在特定的水平和旋转位移范围内

膀胱肿瘤

■ 通过经尿道膀胱肿瘤切除术时植入 3～4 枚金粒子标识瘤床。

■ 定位：仰卧位，负压成型垫固定体位，充盈膀胱或排空膀胱存在争议(充盈膀胱可以减少肠道照射剂量，排空膀胱时的体位可重复性更佳)。加州大学旧金山分校采用充盈膀胱的方式。

■ 图像引导：

　　■ 射波刀：实时金标跟踪控制每次治疗中的移动度(推荐)；

　　■ 直线加速器：通过电子射野成像系统、锥形束 CT 或螺旋 CT 成像系统进

行每日金属标记点图像引导放疗。

■ 治疗计划：

  ■ GTV：CT/MRI/膀胱镜下肉眼可见肿瘤病灶区域。

  ■ CTV：GTV 外放 0.5 cm + 金粒子标记的瘤床区。

  ■ PTV：CTV 外放 1.5 cm。

肾细胞癌

■ 定位：仰卧于负压成型垫，双手上举至额头。

■ 通过 4D - CT 扫描，确定内靶区（ITV）。

■ 图像引导：

  ■ 射波刀：实时金属标记点图像引导放疗校准跟踪。

  ■ 每日锥形束 CT 验证。

■ 照射野设计：

  ■ GTV：定位 CT 肉眼可见肿瘤病灶区域。

  ■ ITV：基于 4D - CT 上移动度范围确定完整的肿瘤体积。

  ■ PTV：ITV 外放 3～5 mm。

  ■ 勾画肿瘤周围正常肾脏作为放疗时要避开的解剖结构。

剂量处方

■ 前列腺癌单纯 SBRT 治疗

  ■ 可接受的剂量方案：7.25 Gy×5 次（最常用）或 9.5 Gy×4 次。

  ■ 考虑到每日连续治疗会增加放疗毒性反应，建议隔日治疗。

  ■ 若 MRI 可见明显病灶，可考虑 GTV 同步加量。

■ 前列腺癌 SBRT 加量治疗

  可接受的剂量方案：9.5 Gy×2 次，7 Gy×3 次，加州大学洛杉矶分校的常用方案是 9.5 Gy×2 次。

■ 前列腺癌放疗后的挽救性治疗

  ■ 6 Gy×5 次。

  ■ 若活检或 MRI 证实局部复发，考虑对前列腺内病灶进行部分容积照射治疗。

■ 膀胱 SBRT 加量治疗

5 Gy×5 次(等同于 2 Gy×10 次,假设 $\alpha/\beta = 10$)。

■ 肾细胞癌

10 Gy×4 次(如果照射范围大,减为 10 Gy×3 次)。

剂量限制(表 9 - 2)

表 9 - 2 剂 量 限 制

部 位	分割次数	限 制	来 源
直肠	4	V75%<2 cm³	UCSF (Jabbari et al., 2012)
	5	Dmax<105%	RTOG 0938
尿道	4	V120%<10%	UCSF (Jabbari et al., 2012)
	5	Dmax<107%	RTOG 0938
膀胱	4	V75%<3 cm³	UCSF (Jabbari et al., 2012)
	5	Dmax<105%	RTOG 0938
阴茎球部	5	V54%<3 cm³ Dmax<100%	RTOG 0938
股骨头	5	V54%<10 cm³ Dmax<30 Gy	RTOG 0938
肾皮质	5	V17.5<200 cm³	TG101 (Benedict et al., 2010)
肾门	5	V23<66%	TG101 (Benedict et al., 2010)

毒性与处理

并发症

目前关于膀胱或肾脏 SBRT 毒性反应的数据尚有限。

前列腺

■ 急性期并发症

　■ 泌尿生殖系统(50%):最常见的是尿频、尿急。

■ 处理：坦索罗辛,建议 SBRT 治疗后常规使用 6 周,如果症状持续,可延长
  药物使用时间。

■ 消化系统(30%～40%)：直肠炎、腹泻。

■ 处理：少渣饮食,缓解腹泻,有报道提示阿米福汀直肠给药有助于缓解症状
  (Simone et al., 2008)。

■ 晚期并发症

■ 膀胱炎、尿道狭窄、直肠溃疡(<10%)。

■ 勃起功能障碍[有报道 SBRT 后发生率为 20%～25%(Chen et al., 2013,
  Katz et al., 2013)]。

■ 既往有经尿道前列腺电切史的患者,尿道狭窄风险增加,因此为 SBRT 的
  禁忌证。

随访建议

前列腺

■ 每半年进行 PSA 和电子直肠镜检查,连续 5 年后可改为每年 1 次。若检测不
  到 PSA,可以省略电子直肠镜检测(NCCN 2014 指南)。

■ 在接受近距离放疗的患者中存在 PSA 反跳的现象,SBRT 治疗的患者 PSA 反
  弹率约为 10%～20%。PSA 反跳的中位时间是 3 年。

■ 以菲尼克斯定义即 PSA 相对最低值升高 2 ng/ml 作为生化复发的判断标准,
  以区别一些由于良性 PSA 反跳造成的假阳性生化复发。

证据

前列腺癌

与高剂量率后装的剂量比较

针对 10 名患者使用了射波刀 SBRT 治疗,与高剂量率后装模拟治疗相比。

二者前列腺的覆盖剂量以及直肠壁的受照射剂量相似。但 SBRT 的均一性更高,尿道剂量和膀胱最大剂量都相应更低(Fuller et al., 2008)。

SBRT 单独治疗

- 目前没有 SBRT 与其他治疗模式比较的随机对照研究以及具有长期随访(＞4 年)结果的研究。

- 所有研究都以菲尼克斯定义(PSA 较基础值升高 2 ng/dl)作为生化复发的判断标准,除非另有说明。

- 威斯康星研究(Madsen et al., 2007):一项纳入 40 例低危患者(GS＜7,PSA＜10,≤T2a)的 I / II 期研究,采用 33.5 Gy/5 次连续照射,每次照射均通过金标进行位置校准。中位随访时间 41 个月,仅有 1 例患者发生 3 级急性泌尿生殖系统毒性反应,无 3 级及以上的泌尿生殖系统、消化系统晚期毒性反应。90% 的患者 4 年内无生化复发。

- 温斯洛普研究(Katz et al., 2010a, b, 2013):此项前瞻性研究纳入 304 例患者,其中低危组占 69%,中危组占 27%,高危组占 4%,其中 50 例患者接受射波刀 35 Gy/5 次照射,另外 254 例患者接受 36.25 Gy/5 次照射。中位随访时间为 60 个月。无 3 级及以上的急性毒性反应,2 级急性泌尿生殖系统毒性反应发生率为 4.3%,2 级急性消化系统毒性反应发生率为 3.6%。3 级晚期泌尿生殖系统毒性反应的发生率为 2%,2 级晚期泌尿生殖系统毒性反应的发生率为 5.8%,2 级晚期消化系统毒性反应的发生率为 2.9%。低、中、高危组 5 年的生化无进展生存率分别为 97%、90.7%、74.1%。

- 斯坦福研究(King et al., 2009, 2012):该项前瞻性 II 期临床研究纳入 67 例低危组患者,使用射波刀,总剂量为 36.25 Gy,分 5 次照射,前 22 例患者接受每日连续照射,后 45 例患者接受隔日照射。中位随访时间 33 个月。其中 2 人出现 3 级晚期泌尿生殖系统毒性反应,未报道 3 级消化系统毒性反应。连续治疗比隔日治疗的 1～2 级毒性反应率更高(泌尿系统:56% vs. 17%,消化系统:44% vs. 5%)。4 年的生化无进展生存率为 94%。

- Boike 等(2011):I 期剂量爬坡试验,纳入 45 例低危或中低危患者,15 人一组,共 3 组,第一组,采用 45 Gy/5 次照射;第二组,采用 47.5 Gy/5 次照射;第三组,采用50 Gy/5 次照射,三组的中位随访时间分别为30 个月、18 个月、12 个月。患者接受 tomo 治疗或校准的常规直线加速器治疗,2%的患者出现3 级消化系统毒性反应,4%的患者出现3 级泌尿生殖系统毒性反应。

■ McBride 等(2012):前瞻性、多中心Ⅰ期临床研究,入组45 例低危组患者,其中34 例患者接受37.5 Gy/5 次照射,10 名患者接受36.25 Gy/5 次的射波刀治疗。中位随访时间为44.5 个月。19%的患者出现2 级急性泌尿生殖系统毒性反应,17%的患者出现2 级晚期泌尿生殖系统毒性反应;出现急性期及晚期消化系统毒性反应的患者均为7%;1 例患者出现3 级消化系统毒性反应(直肠炎),该患者随后接受了激光烧灼治疗。3 年的生化无进展生存率为97.7%,其中1 例非生化复发的患者因非相关因素死亡。

■ 荷兰研究(Aluwni et al.,2013):前瞻性研究纳入50 例低危组(60%)和中危组(40%)前列腺癌患者,予以射波刀治疗38 Gy/4 次照射。MRI 中的可见病灶区域予以同步加量至44 Gy。中位随访时间23 个月。2 级和3 级的急性消化系统毒性反应发生率分别为12%和2%,2 级和3 级晚期消化系统毒性反应发生率分别为3%和0%;2 级和3 级的急性泌尿生殖系统毒性反应发生率分别为15%和8%,2 级和3 级晚期泌尿生殖系统毒性反应发生率分别为10%和6%。所有患者均未出现生化复发。

■ 多伦多研究(Loblaw et al.,2013):一项前瞻性Ⅰ/Ⅱ期临床研究,入组84 例低危组患者,予以标准直线加速器治疗,35 Gy/5 次照射,通过电子射野影像系统进行图像引导。中位随访时间55 个月。0~1%的患者出现晚期消化系统和泌尿生殖系统毒性反应。5 年的生化控制率为98%。结论:前列腺癌可以通过常规直线加速器进行 SBRT 治疗。

■ 乔治城研究(Chen et al.,2013):回顾性分析了100 名接受了7 Gy 或7.25 Gy×5 次放射治疗的前列腺癌患者(37 例低危组、55 例中危组和8 例高危组),只有1%的患者出现2 级或以上消化系统毒性反应,31%的患者出现2 级或以上泌尿生殖系统毒性反应。2 年的生化无进展生存率为99%。

■ 汇总分析:综合分析了来自8 个中心的Ⅱ期临床实验,包括上述大部分研究。总共1 100 名患者(58%低危组、30%中危组、11%高危组)。大部分患者接受了36.25 Gy/5 次照射的射波刀治疗(治疗剂量范围为35~40 Gy)。中位随访时间为 36 个月。5 年的生化无进展生存率为 94%（低危组为 95%，中危组为 83%，高危组为 78%）。PSA 的最低值随着剂量的提高而降低，但生化控制率不依赖于剂量的变化。

常规分割剂量放疗后的 SBRT 加量

■ 温斯洛普研究（Katz et al., 2010a，b）：回顾性分析了 73 名前列腺癌患者（41 例中危组，32 例高危组），均在接受外照射治疗至 45 Gy 后 SBRT 加量。所有患者采用射波刀治疗，6 Gy×3 次或 6.5 Gy×3 次或 7 Gy×3 次。中位随访时间 33 个月。中危组的 3 年生化无进展生存率为 89.5%，高危组为 77.7%（有 1 例局部复发）。2 级及以上的急性期和晚期毒性反应发生率小于 10%。与常规外照射后高剂量率后装加量相比，泌尿系统的毒性反应相似，直肠毒性反应降低。这项研究中，所有患者在接受放疗之前都进行了阿米福汀治疗。

■ 巴塞罗那研究（Miralbell et al., 2010）：针对 50 例非转移性前列腺癌患者的剂量爬坡试验（低危组 10%，中危组 24%，高位组 66%），常规外照射剂量 64 Gy，之后根据腹部立体定位标志采用调强放疗分两次加量 10 Gy、12 Gy、14 Gy 或 16 Gy（29/50 的患者加量 16 Gy）。加量范围包括周围边缘带，是否包括精囊取决于患者情况。中位随访时间 63 个月。5 年的生化无进展生存率为 98%，毒性反应与其他剂量爬坡试验类似。

■ 旧金山加州大学研究发现（Jabbari et al., 2012）：回顾性分析 38 例接受 SBRT 治疗的病例，其中 18 例患者在常规外照射之后接受了射波刀 19 Gy/2 次的补量照射。72% 接受补量照射的患者属于高危组。中位随访时间 18.3 个月。未报道 3 级急性毒性反应，2 例患者出现晚期泌尿系统毒性反应。生化无进展生存率为 100%，PSA 最低值为 0.10，与对照组结果相似（44 例患者接受近距离高剂量率照射）。

常规分割放疗后的挽救 SBRT 治疗

米兰研究（Bolzicco et al., 2013）：6 例接受了常规外照射 70~80 Gy 的前列腺癌患者生化复发后，胆碱-PET 显像未发现明显转移性病灶。予以 30 Gy/5 次连续 5 天照射。中位随访时间 11.3 个月。未见严重的急性期及晚期毒性反应,但其中 4 例出现生化进展,3 例出现局部或远处转移病灶。

毒性反应

King 等进行的汇总分析(King et al.,2013a,b):提取上述综合分析研究中的 864 例患者,开展为期 6 年的随访发现,SBRT 治疗后 3 个月内出现短暂的尿道和肠道功能障碍,6 个月内可以恢复到治疗前状态。治疗后 9 个月内出现性功能下降,且呈持续性。

膀胱癌

Thariat 等(2010)发表了一篇个案报道:患者既往有直肠癌新辅助盆腔放疗史,后患尿路上皮癌(pT2N0M0),行经尿道膀胱肿瘤切除术后针对手术瘤床区予以 24 Gy/4 次照射,耐受性较好,后获得 2 年无病生存。

肾细胞癌

来自瑞典的 Svedman 等(2008)报道的一项研究:7 例肾细胞癌患者行肾脏切除术后出现对侧肾脏转移。均接受 SBRT 治疗 10 Gy×3 次或 10 Gy×4 次。7 例患者中 6 例取得局部控制,5 例患者保留了肾脏功能。

(吴　峥)

参考文献

Aluwini S,van Rooij P,Hoogeman M,et al. Stereotactic body radiotherapy with a focal boost to the MRI-visible tumor as monotherapy for low- and intermediate-risk prostate cancer: early results. Radiat Oncol. 2013,8:84. doi:10.1186/1748-717X-8-84.

Benedict S H,Yenice K M,Followill D,et al. Stereotactic body radiation therapy: the report of AAPM Task Group 101. Med Phys. 2010,37:4078-4101.

Boike T P T,Lotan Y Y,Cho L C L,et al. Phase I dose-escalation study of stereotactic body radiation therapy for low- and intermediate-risk prostate cancer. J Clin Oncol. 2011,29:2020-2026. doi:10.1200/JCO.2010.31.4377.

Bolzicco G,Favretto M S,Satariano N,et al. A single-center study of 100 consecutive patients with localized prostate cancer treated with stereotactic body radiotherapy. BMC Urol. 2013,3:49. doi:10.1186/1471-2490-13-49.

Chen L N, Suy S, Uhm S, et al. Stereotactic body radiation therapy（SBRT）for clinically localized prostate cancer: the Georgetown University experience. Radiat Oncol. 2013, 8: 58. doi: 10.1186/1748 - 717X - 8 - 58.

Fuller D B, Naitoh J, Lee C, 2008. Virtual HDRSM Cyber Knife Treatment for Localized Prostatic Carcinoma: Dosimetry Comparison With HDR Brachytherapy and Preliminary Clinical Observations. International Journal of Radiation Oncology* Biology* Physics70: 1588 - 1597. doi: 10.1016/j.ijrobp.2007.11.067.

Hinnen K A K, Monninkhof E M E, Battermann J J J, et al. Prostate specific antigen bounce is related to overall survival in prostate brachytherapy. Int J Radiat Oncol Biol Phys. 2012, 82: 883 - 888. doi: 10.1016/j.ijrobp. 2010.11.049.

Jabbari S S, Weinberg V K V, Kaprealian T T, et al. Stereotactic body radiotherapy as monotherapy or post-external beam radiotherapy boost for prostate cancer: technique, early toxicity, and PSA response. Int J Radiat Oncol Biol Phys. 2012, 82: 228 - 234. doi: 10.1016/j.ijrobp.2010.10.026.

Katz A J, Santoro M, Ashley R, et al. Stereotactic body radiotherapy for organ-confined prostate cancer. BMC Urol. 2010a, 10: 1 - 1. doi: 10.1186/1471 - 2490 - 10 - 1.

Katz A J, Santoro M, Ashley R, et al. Stereotactic body radiotherapy as boost for organ-confined prostate cancer. Technol Cancer Res Treat. 2010b, 9: 575 - 582.

Katz A J, Santoro M, Diblasio F, et al. Stereotactic body radio-therapy for localized prostate cancer: disease control and quality of life at 6 years. Radiat Oncol. 2013, 8: 118. doi: 10.1186/1748 - 717X - 8 - 118.

King C R, Brooks J D, Gill H, et al. Stereotactic Body Radiotherapy for Localized Prostate Cancer: Interim Results of a Prospective Phase II Clinical Trial. Int J Radiat Oncol Biol Phys. 2009, 73: 6 - 6. doi: 10.1016/j.ijrobp.2008.05.059.

King C R, Brooks J D, Gill H, et al., 2012. Long-Term Outcomes From a Prospective Trial of Stereotactic Body Radiotherapy for Low-Risk Prostate Cancer. International Journal of Radiation Oncology* Biology* Physics 82: 877 - 882. doi: 10.1016/j.ijrobp.2010. 11.054.

King C R, Collins S, Fuller D, et al. Health-Related Quality of Life After Stereotactic Body Radiation Therapy for Localized Prostate. Cancer: Results From a Multi-institutional Consortium of Prospective Trials. Int J Radiat Oncol Biol Phys. 2013a. doi: 10.1016/j. ijrobp.2013.08.019.

King C R, Freeman D, Kaplan I, et al. Stereotactic body radiotherapy for localized prostate cancer: Pooled analysis from a multi-institutional consortium of 9. Genitourinary Sites180 prospective phase II trials. Radiother Oncol. 2013b. doi: 10.1016/j. radonc. 2013.08.030.

Loblaw A, Cheung P, D'Alimonte L, et al. Prostate stereotactic ablative body radiotherapy using a standard linear accelerator: toxicity, biochemical, and pathological out-comes. Radiother Oncol. 2013, 107: 153 - 158. doi: 10.1016/j.radonc.2013.03.022.

Madsen B L B, Hsi R A R, Pham H T H, et al. Stereotactic hypofractionated accurate radiotherapy of the pros-tate（SHARP）, 33.5 Gy in five fractions for localized disease: First clinical trial results. Int J Radiat Oncol Biol Phys. 2007, 67: 7 - 7. doi: 10.1016/j.

ijrobp.2006.10.050.

McBride S M S, Wong D S D, Dombrowski J J J, et al. Hypofractionated stereotactic body radiotherapy in low-risk prostate adenocarcinoma: preliminary results of a multi-institutional phase 1 feasibility trial. Cancer. 2012, 18: 3681 – 3690. doi: 10.1002/cncr.26699.

Miralbell R, Moll M, Rouzaud M, et al. Hypofractionated Boost to the Dominant Tumor Region With Intensity Modulated Stereotactic Radiotherapy for Prostate Cancer: A Sequential Dose Escalation Pilot Study. Int J Radiat Oncol Biol Phys. 2010, 78: 50 – 57. doi: 10.1016/j.ijrobp.2009.07.1689.

Miralbell R R, Roberts S A S, Zubizarreta E E, et al. Dose-fractionation sensitivity of prostate cancer deduced from radiotherapy outcomes of 5,969 patients in seven international institutional datasets: $\alpha/\beta = 1.4$ (0.9 – 2.2) Gy. Int J Radiat Oncol Biol Phys. 2012, 82: e17 – e24. doi: 10.1016/j.ijrobp.2010.10.075.

National Comprehensive Cancer Network. Prostate Cancer (Version1.2014). http://www.nccn.org/professionals/physician_gls/pdf/prostate.pdf. AccessedOctober 28, 2014.

Ning S, Trisler K, Wessels B W, et al. Radiobiologic studies of radioimmunotherapy and external beam radiotherapy in vitro and in vivo in human renal cell carcinoma xenografts. Cancer. 1997, 80: 2519 – 2528.

Parthan A, Pruttivarasin N, Davies D, et al. Comparative cost-effectiveness of stereotactic body radiation therapy versus intensity-modulated and proton radiation therapy for localized prostate cancer. Front Oncol. 2012, 2: 81. doi: 10.3389/fonc.2012.00081.

Sher D J, Parikh R, Mays-Jackson S, et al., 2012. Cost-effectiveness Analysis of SBRT Versus IMRT for Low-riskProstate Cancer. American Journal of Clinical Oncology: doi: 10.1097/COC.0b013e31827a7d2a.

Simone N L, Ménard C, Soule B P, et al. Intrarectal amifostine during external beam radiation therapy for prostate cancer produces significant improvements in Quality of Life measured by EPIC score. Int J Radiat Oncol Biol Phys. 2008, 70: 90 – 95. doi: 10.1016/j.ijrobp.2007.05.057.

Svedman C C, Karlsson K K, Rutkowska E E, et al. Stereotactic body radiotherapy of primary and meta-static renal lesions for patients with only one functioning kidney. Acta Oncol. 2008, 47: 1578 – 1583. doi: 10.1080/02841860802123196.

Syljuåsen R G R, Belldegrun A A, Tso C L C, et al. Sensitization of renal carcinoma to radiation using alpha interferon (IFNA) gene transfection. RadiatRes. 1997, 148: 443 – 448.

Thariat J J, Trimaud R R, Angellier G G, et al. Innovative image-guided CyberKnife stereotactic radiotherapy for bladder cancer. Br J Radiol. 2010, 83: e118 – e121. doi: 10.1259/bjr/26397829.

Wei K, Wandl E, Kärcher K H. X-ray induced DNA double-strand breakage and rejoining in a radiosensitive human renalcarci-noma cell line estimated by CHEF electrophoresis. Strahlenther Onkol. 1993, 169: 740 – 744.

第十章
妇科肿瘤

Zachary A. Seymour，Rajni A. Sethi & I-Chow Joe Hsu

要点

- SBRT 已单独或联合外照射用于复发、寡转移及前瞻性研究的妇科肿瘤。
- 目前没有随机试验来评估这些研究中使用 SBRT 的疗效及毒性反应。
- SBRT 对淋巴结或远处转移病灶再照射的局控率≥65%，对于小肿瘤的局控率接近 100%（Choi et al.，2009；Deodato et al.，2009；Guckenberger et al.，2010）。
- SBRT 用于盆壁复发再照射的局控率约 50%（Dewas et al.，2011）。
- SBRT 治疗复发肿瘤最常见的失败模式是远处转移，2～4 年失败率为 45%～70%。

治疗适应证

- 虽然早期研究探索了在妇科肿瘤的根治性放疗中，应用 SBRT 行局部推量，然而近距离放疗仍然是目前的金标准。
- 以往接受过高剂量根治性放疗的区域中央性复发不应使用 SBRT 进行挽救性放疗，因为其潜在的毒性很大（表 10-1）。

表 10 - 1　治 疗 适 应 证

部　位	治 疗 推 荐
孤立的盆腔侧壁复发	再次切除,姑息外照射,SBRT 或全身治疗
孤立的淋巴结复发	再次切除,外照射 + / - SBRT,SBRT 或全身治疗
寡转移	再次切除,SBRT 或全身治疗

检查及推荐的影像

■ 现病史:包括既往放疗史,详细的妇科肿瘤史,体能状况,盆腔检查。

■ 系统回顾:

　　■ 阴道出血情况。

　　■ 盆腔或背部疼痛。

　　■ 与盆腔侧壁复发相关的腿疼或无力。

　　■ 肠道或膀胱症状。

■ 实验室检查:CBC、生化代谢、肝功能。

■ 影像资料:

　　■ 2 周内的 MRI 图像。

　　■ 对于复发者,也可使用 PET/CT 或增强 CT。

■ 病理报告:细针穿刺活检或 CT 引导下的活检。

放射外科技术

模拟和治疗计划

■ 仰卧位,手臂置于胸前或头上。

■ 使用体模固定和/或基准点或脊柱跟踪。

■ 推荐薄层 CT 扫描(≤2.5 mm)。

■ 静脉注射或口服造影剂显影肠道和血管。

■ GTV 勾画采用 MRI 或 PET/CT 与扫描 CT 融合。

■ PTV = GTV + 3～8 mm（根据部位的不同移动度决定）。

■ 使用更多的照射野角度和更小的边缘可以降低危及器官的剂量。

■ 在第一次治疗前需要对所有治疗计划进行质控。

处方剂量

■ 一般将剂量分割为 1～5 次/1～2 周。

■ 在之前未放疗过的部位单独使用 SBRT：

  ■ 6 Gy×5 次（Deodato et al.，2009；Higginson et al.，2011）。

  ■ 11～15 Gy×3 次（Choi et al.，2009）。

■ 在之前放疗过的部位单独使用 SBRT：

  ■ 8 Gy×3 次（Kunos et al.，2012）。

  ■ 6 Gy×5～6 次（Deodato et al.，2009；Dewas et al.，2011）。

  ■ 5 Gy×5 次（UCSF unpublished）。

■ SBRT 联合外照射 45 Gy 治疗盆腔淋巴结复发：

  ■ 5 Gy×4～5 次（Higginson et al.，2011）。

■ 使用 SBRT 取代后装缩野加量治疗原发肿瘤时，处方剂量模仿常规后装计划。

■ 处方剂量到 70%～80% IDL。

剂量限制

■ 对于正常组织的剂量限值按照后装标准，详见于 TG‐101（见附录）。

■ 对于再次照射的设计，应综合治疗计划，运用适当的 BED 转换计算总剂量。

剂量传送

■ 使用 kV 级 X 线或 CBCT 对肿瘤或周围标志物进行图像初步验证。

■ 对于较长时间的治疗至少每隔 5 min 进行 1 次图像验证。

毒性和管理

■ 3 级或 3 级以上的急性毒性反应或严重的晚期毒性反应罕见。

■ 常见的急性毒性反应

　　■ 乏力：通常为自限性，但一般会持续数周到数月。

　　■ 尿道炎/膀胱炎：使用非那吡啶治疗或尿道局部使用止痛药。

　　■ 皮炎：皮肤红斑，色素沉着，干性脱皮。可增加不同角度照射野数量从而减少射线出入量以减轻皮肤反应。使用包括保湿霜、低剂量类固醇药膏、局部止痛剂和抗菌药膏进行局部对症处理。

　　■ 腹泻/直肠炎：使用低渣饮食和止泻药。

　　■ 恶心：常见于治疗腹膜后淋巴结时导致肠道受量。在每次放疗前 1 h 使用止吐药预处理可以减轻治疗后的急性恶心发作。

■ 中度或重度晚期毒性反应

　　■ 阴道狭窄：每隔 1 天用阴道扩张器处理。

　　■ 输尿管狭窄：前期治疗或扩张。

　　■ 膀胱阴道瘘或直肠阴道瘘：外科处理。

　　■ 肠梗阻：肠道休息或外科处理。

　　■ 软组织坏死在再次放疗的患者中尤其明显。

随访建议

■ 前 2 年每 3 个月进行 1 次盆腔检查，第 3～5 年每 6 个月检查 1 次，以后每年检查 1 次。

■ 对于宫颈癌，每 6 个月进行 1 次涂片检查，持续 5 年，然后每年 1 次。由于放疗后的改变，涂片检查应在治疗后 6 个月开始。

■ 在治疗结束后 3 个月应进行 PET/CT 或 CTA/P 检查以对比。

证据

SBRT 作为肿瘤复发后再次放疗的证据

- Kunos 等（2012）：前瞻性的 II 期临床研究,50 例原发妇科肿瘤的复发患者,转移灶≤4 个,治疗部位包括盆腔淋巴结（38%）、骨盆（28%）,其他远处转移部位包括腹部、肝脏、肺、骨头（34%）。使用射波刀治疗：8 Gy×3 次至 70% IDL。CTV = PET 高代谢区域,PTV = CTV + 3 mm,32% 为既往曾接受放疗区域。中位随访 15 个月,无 SBRT 治疗部位的进展,有 64% 的患者其他部位复发。3 例患者（6%）发生 3～4 级毒性反应（1 例发生 3 级腹泻,1 例发生肠道阴道瘘,1 例发生 4 级高胆红素血症）。

- Dewas 等（2011）：回顾性地研究了 16 例既往放疗（45 Gy）的患者发生盆腔侧壁复发,原发肿瘤包括宫颈（4 例）、子宫内膜（1 例）、膀胱（1 例）、肛管（1 例）、直肠（4 例）。在 3 周时间里使用射波刀治疗 36 Gy/6 次,IDL 为 80%,肿瘤中位最大径为 3.5 cm。中位随访 10.6 个月。一年局控率为 51%。中位 DFS 为 8.3 个月。在 8 例患有坐骨疼痛的患者中有 4 人在治疗结束时疼痛减轻,但没有人能够停止服用阿片类止痛药。没有发生 3 级或更高级别的毒性反应。

- Choi 等（2009）：回顾性地研究了 28 例有孤立性盆腔淋巴结转移的宫颈癌患者,24 例使用 SBRT 33～45 Gy/3 次治疗,4 例使用外照射后 SBRT 进行局部加量。PTV = GTV + 2 mm,Rx 至 73%～87% IDL。25 例患者接受了顺铂为基础的化疗,其中于 SBRT 前化疗的为 2 例,同步化疗的为 9 例,SBRT 后化疗的为 14 例。4 年总局控率为 68%,如果 PTV 容积≤17 ml,则局控率为 100%。

- Higginson 等（2011）：回顾性分析了使用 SBRT 治疗的 16 例患者（9 例复发,5 例 SBRT 局部推量,2 例寡转移）。SBRT 剂量为 12～54 Gy/3～5 次,11 例患者还加用外照射 30～54 Gy,中位随访 11 个月,局控率 79%,远处转移率 43%。

- Guckenberger 等（2010）：回顾性分析了 19 例手术后具有孤立性盆腔复发的患者（12 例宫颈癌,7 例子宫内膜癌）,16 例既往未行放疗的患者予以 50 Gy

外照射加 SBRT 局部推量,3 例既往放疗过的患者单独使用 SBRT。由于肿块大于 4.5 cm 和/或偏心选择使用 SBRT 而不是后装治疗。SBRT 推量剂量为 5 Gy×3 次,中位 IDL 为 65%;单独使用 SBRT 者为 10 Gy×3 次或 7 Gy×4 次至 65% IDL,3 年局控率为 81%。至进展的中位时间为 16 个月,16%发生严重的毒性反应(2 例肠道阴道瘘,1 例发生小肠梗阻),其中 2 例患者既往接受盆腔外照射±后装治疗,肠道最大剂量点的 EQD2>80 Gy。

■ Deodato 等(2009):回顾性分析了 11 例妇科肿瘤的复发患者(6 例曾行放疗,5 例未行放疗),使用 SBRT 剂量增加至 6 Gy×5 次,2 年 PFS 为 82%,2 年 DMFS 为 54%,没有 3~4 级的毒性反应。

SBRT 推量在初始根治性放疗中的应用

■ Kemmerer 等(2013):回顾性分析了 11 例Ⅰ~Ⅲ期子宫内膜癌患者。根治性外照射 45 Gy 后在高危 CTV 使用 SBRT 局部推量(子宫内膜周围 1 cm 以及任何外照射后残留的大体肿块),9 例患者使用 30 Gy/5 次,2 例患者使用 20~24 Gy/4 次,每周 2 次。应用 IMRT 治疗,每天 KV 级 CBCT 校准。中位随访 10 个月。1 年总 FFP 为 68%,对于 G1 级或 IA 期的患者 2 年的 FFP 为 100%。80%的失败位于子宫内膜,1 例出现 3 级毒性反应(腹泻)。

■ Molla 等(2005):回顾性分析了 16 例使用 SBRT 推量的患者(9 例子宫内膜癌,7 例宫颈癌),7 Gy×2 次(手术后,12 例)或者 4 Gy×5 次(未手术,4 例),每周两次 SBRT。PTV = CTV + 6~10 mm,中位随访 12.6 个月。使用动态拉弧治疗或 IMRT。仅有 1 例宫颈癌患者失败。1 例有 3 级直肠毒性反应(持续直肠出血)的患者曾经接受过盆腔放疗和高剂量局部推量。

(周仁华　石雪娇)

参考文献

Choi C W, Cho C K, Yoo S Y, et al. Imageguided stereotactic body radiation therapy in patients with isolated para-aortic lymph node metastases from uterine cervical and corpus cancer. Int J Radiat Oncol Biol Phys. 2009, 74(1): 147-153.

Deodato F, Macchia G, Grimaldi L, et al. Stereotactic radiotherapy in recurrent gynecological cancer: a case series. Oncol Rep. 2009, 22(2): 415 – 419.

Dewas S, Bibault J E, Mirabel X, et al. Robotic image-guided reirradiation of lateral pelvic recurrences: preliminary results. Radiat Oncol. 2011, 6: 77.

Guckenberger M, Bachmann J, Wulf J, et al. Stereotactic body radiotherapy for local boost irradiation in unfavourable locally recurrent gynaecological cancer. Radiother Oncol. 2010, 94(1): 53 – 59.

Higginson D S, Morris D E, Jones E L, et al. Stereotactic body radiotherapy (SBRT): technological innovation and application in gynecologic oncology. Gynecol Oncol. 2011, 120(3): 404 – 412.

Kemmerer E, Hernandez E, Ferriss J S, et al. Use of image-guided stereotactic body radiation therapy in lieu of intracavitary brachytherapy for the treatment of inoperable endometrial neoplasia. Int J Radiat Oncol Biol Phys. 2013, 85(1): 129 – 135.

Kunos C A, Brindle J, Waggoner S, et al. Phase II clinical trial of robotic stereotactic body radiosurgery for metastatic gynecologic malignancies. Front Oncol. 2012, 2: 181.

Molla M, Escude L, Nouet P, et al. Fractionated stereotactic radiotherapy boost for gynecologic tumors: an alternative to brachytherapy? Int J Radiat Oncol Biol Phys. 2005, 62(1): 118 – 124.

第十一章
软组织肉瘤

Steve E. Braunstein & Alexander R. Gottschalk

要点

- 美国每年新发约 12 000 例软组织肉瘤,约 4 700 例死亡。
- 与遗传易感综合征相关:如 NF‑1,视网膜母细胞瘤,加德纳综合征,Li-Fraumeni 综合征。
- 最常见的转移部位是肺(四肢原发)或肝脏(腹膜后原发)。
- 肢体挽救手术联合术前或术后放疗是目前肢体软组织肉瘤的标准治疗方案,局控率>90%。
- 几种软组织肉瘤组织学与较低的 α/β 比率相关,提示对大分割可有效应答,这在几项软组织肉瘤脑和脊柱转移的 EBRT 和 SRS 研究中得到证实。
- 常见的辅助全身治疗包括多柔比星和异环磷酰胺,以及用于 c-kit GIST 的伊马替尼。
- 转移性软组织肉瘤预后较差,中位生存期<1 年,但是对于寡转移,相关治疗可以改善预后。

诊断检查和推荐的影像

- 病史和体检,CBC,BUN/Cr,ESR,LDH,普通 X 线胶片。
- CT/MRI 用于制订治疗计划和评估肿瘤周围水肿。
- 原发部位活检(首选切口活检)。

■ 为避免肿瘤的种植播散,通常避免对疑似转移性疾病进行活组织检查。

治疗适应证

■ 术前和/或术后 EBRT 和 IORT 需要在治疗前先确定好。
■ SBRT 一般不建议术前使用,基于历史的经验对肢体软组织肉瘤照射边缘的常规推荐:纵向 3~5 cm,周长 2 cm。
■ SBRT 的另一个潜在作用是 EBRT 术后局部加量。适用于术前曾行 EBRT 的患者和手术切缘阳性的患者。
■ SBRT 可用于复发或转移性疾病,主要用于症状缓解。对于转移性疾病患者,因手术涉及并发症和可切除性问题,故强烈建议 SBRT(表 11 - 1)。

表 11 - 1　治疗适应证

疾 病 部 位	分　期	推 荐 治 疗
肢端	早期(Ⅰ期)	手术 - >EBRT + /邻近边缘
	进展期 Ⅱ~Ⅲ期	手术 - >术后 EBRT 或术前 EBRT - >手术,±化疗(对于深部/高级别肿瘤)
腹膜后	可切除	手术 + IORT - >术后 EBRT 或术前 EBRT - >手术 + IORT
胃间质瘤	可切除	手术 ± 伊马替尼
	不可切除	伊马替尼 - >再评估 ± 手术
硬纤维瘤	可切除	手术 ± 切缘 EBRT
	不可切除	EBRT,化疗
转移性疾病(Ⅳ 期)	腹部或盆腔寡转移	手术切除转移灶、SBRT,系统治疗
	脊柱转移	手术切除/固定术 EBRT/SBRT
	广泛转移	系统治疗,EBRT/SBRT 通过有选择性地局部放疗以达到减症的目的

放射外科技术

因相邻正常组织放射治疗毒性限制而制订的剂量及分级。

模拟和治疗计划

- 如果进行组织活检或切除,要求进行基准位置标记。
- 对于胸部或上腹部转移性疾病,优先选择薄层(<5 mm)CT 的治疗计划±增强 4D‑CT 确定 ITV。
- 应用体膜固定和/或基准点、病灶、椎体追踪验证。
- 可以采用腹部压迫和/或呼吸门控技术来减少呼吸期间与膈肌偏移相关的病灶运动。
- 应用具有诊断性的 CT、MRI、脊髓造影和/或 PET 图像融合技术来定义靶区。
- GTV/iGTV=基于 CT 或 MRI 成像定义的病变,造影增强定位。肺窗应用于肺部寡转移。
- CTV/ITV = GTV/iGTV + 0～10 mm(CTV/ITV = 肺部病变的 GTV/iGTV)。
- PTV = CTV/ITV + 3～5 mm(较小边界需要由分次图像引导下和/或运动管理)。
- 应用正交 kV 和/或锥形束 CT 进行日常治疗的图像引导。

剂量处方

- 中央型肺部寡转移:10 Gy×5 次。
- 周围型肺部寡转移:25～34 Gy×1 次,18 Gy×3 次,12 Gy×4 次,10 Gy×5 次。
- 腹部和盆腔寡转移:6～8 Gy×5 次。
- 脊椎转移:18～24 Gy×1 次,8 Gy×3 次,6 Gy×5 次。

毒性和管理

- EBRT 晚期放射性并发症包括原发部位继发纤维化使活动范围缩小,四肢周围淋巴水肿,以及低风险的继发性第二恶性肿瘤。
- SBRT 毒性与邻近正常组织的接受剂量和体积有关。

■ 肺转移的肺损伤风险(见第七章)。

■ 腹部转移有导致肝脏、肾上腺、肾脏和肠道毒性风险。

■ 腹部 SBRT 最常见的急性毒性反应是恶心,通常应用短效止吐药物即可有效治疗。

■ 脊柱转移有急性疼痛发作和晚期脊髓病的风险。

随访建议

■ 检查功能状态,前 2 年原发部位 MRI、胸部 CT 每 3 个月 1 次,之后 1 年每 4 个月 1 次,再后 2 年每 6 个月 1 次。

■ 治疗的寡转移部位 CT 检查每 3 个月 1 次×1 年。

■ 结合临床表现,可考虑骨扫描、MRI 或 PET。

证据

应用 SBRT 技术治疗原发性、复发性和转移性疾病目前还缺乏相关的随机前瞻性数据。

原发性软组织肉瘤

■ 虽然关于 SBRT 在原发性软组织肉瘤管理方面的数据有限,但有证据表明通过近距离放疗技术提供的短程辅助大分割放疗效果良好,并且应用 IGRT 和 IMRT 技术,减少了治疗量从而改善了预后。

■ Itami 等(2010):回顾性分析了 25 例原发性 STS 患者术后接受 HDR 单一治疗,36 Gy/6 次(2 次/d,3 天完成)。5 年局控率为 78.2%,对于手术切缘阴性和既往无手术切除的患者局控率高达 93.3%。2 级以上不良反应发生率为 11.5%。

■ Petera 等(2010):回顾性分析了 45 例原发性或复发性 STS 患者术后接受 HDR 单一治疗(30～54 Gy,每天 2 次 3 Gy)与 HDR(15～30 Gy,每天 2 次 3 Gy)+EBRT(40～50 Gy,1.8～2 Gy/次)联合治疗。5 年 LC 为 74%,OS 为

70%。用 HDR + EBRT 联合治疗患者的原发性肿瘤局控率为 100%〔HDR + EBRT vs. HDR（OR = 0.2, p = 0.04）〕。

■ Dickie 等（2010）和 Wang 等（2011）：采用影像引导的术前 IMRT 提高治疗剂量一致性的两项 II 期研究表明，伤口并发症发生率以及远期并发症包括纤维化、关节僵硬和水肿的发生率均提高。

■ Alektiar 等（2008）：回顾性分析 41 例 STS 患者在术前和术后均采用 IMRT 治疗以增加骨保护，与先前的 3DCRT 技术相比，5 年局控率（94%）更好。

■ Soyfer 等（2013）：中位年龄为 80 岁的 21 位老年患者接受术后大分割 EBRT（39～48 Gy/13～16 次）治疗，LC 为 86%，中位随访时间为 26 个月。3 位患者局部复发，手术切缘均<3 mm。3 位患者有远期 2～3 级毒性反应。

■ Levine 等（2009）：应用 SBRT 治疗原发性和转移性脊柱肉瘤的回顾性分析中，包括 14 例原发病，主要为软组织肉瘤、脊柱肉瘤。7 位患者单纯给予 SBRT 治疗（24～35 Gy/3～5 次），OS 为 100%，LR 为 29%，中位随访时间为 33 个月。7 位患者接受辅助性 SBRT 治疗（3 例术前，4 例术后切缘阳性），剂量为 25～20 Gy，分 2～5 次。3 位术前治疗的患者中有 2 位死于疾病复发。接受术后辅助治疗的患者 OS 为 100%，中位随访时间为 43.5 个月。在单纯给予 SBRT 治疗的患者中，有 1 例患者发生了直肠肿瘤腔瘘的严重远期毒性。

转移性软组织肉瘤

手术消融

■ 多项外科研究表明对于寡转移性 STS 应用手术消融治疗具有潜在的生存获益。

■ Billingsley 等（1999）：MSKCC 研究中有 719 例肺转移的 STS 患者，接受完全转移性手术切除的患者与接受非手术治疗的患者，中位生存期分别为 33 个月和 11 个月。

■ Van Geel 等（1996）：回顾性多中心研究中有 255 例肺转移的 STS 患者，3 年和 5 年的 OS 分别为 42% 和 35%。年龄较小（<40 岁）、R0 切除、低级别肿瘤与更好的 OS 相关。

■ Porter 等（2004）：比较肺转移的 STS 患者应用手术治疗和全身化疗这两种治疗的有效性，尽管假设倾向于化疗是更为获益，但消融手术治疗被认为是一种显然更为经济的管理方法。

■ DeMatteo 等（2001）：在 MSKCC 治疗的 331 例肝转移性 STS 患者中，56 例患者接受了 R0 或 R1 肝转移切除术，与那些没有接受完全切除或任何切除术而仅接受辅助全身治疗的患者相比，两者的中位生存期分别是 39 个月和 12 个月。

■ Marudanayagam 等（2011）：回顾性分析 36 例接受肝切除术治疗寡转移性 STS 的患者。转移性切除术的 OS 分别为 90.3%（1 年），48.0%（3 年），31.8%（5 年）。生存率低与肿瘤高级别、原发性平滑肌肉瘤和肝转移手术切缘阳性相关。

放射治疗

■ Merrell 等（2014）：回顾性分析 21 例转移性 STS 接受 SBRT 治疗的患者。中位剂量为 50 Gy/5 次（肺），24 Gy/1 次（骨），42.5 Gy/5 次（肝脏），40 Gy/4 次（软组织）。LC 分别为 94%（12 个月）、83%（24 个月）和 83%（48 个月）。常见的毒性反应都是低级别的，包括急性疼痛、恶心以及远期咳嗽。

■ Mehta 等（2013）：回顾性分析 16 例接受 SBRT 治疗的患者，其中有 25 处是 STS 肺转移的高级别病变。处方剂量范围为 36～54 Gy/3～4 次。在第 43 个月时，LC 为 94%。没有发生 2 级以上的肺炎或食管炎。

■ Stragliotto 等（2012）：回顾性分析 46 例患者，有 136 处原发肉瘤转移，其中 28 例 STS 转移（多为肺、肝和腹部/盆腔）的患者接受 SBRT 治疗，剂量为 10～48 Gy/1～5 次。LC 为 88%，中位随访时间为 21.8 个月。31% 的患者 OS＞3 年。68% 的患者发生了毒性反应，主要为咳嗽和呼吸困难。另外有 1 例患者发生了肠穿孔，1 例患者继发髋部挛缩。

■ Dhakal 等（2012）：回顾性分析 15 例患者的 74 处 STS 肺转移病变接受 SBRT 治疗，剂量为 50 Gy/5 次。3 年 LC 为 82%。无 3 级以上的毒性反应。与 37 例未接受 SBRT 治疗的肺转移 STS 患者相比，中位生存期为 2.1 年 vs 0.6 年（$p=0.002$）。

- Corbin 等（2007）：回顾性分析 58 例 STS 肺转移的患者。16 例患者接受 SBRT 治疗，中位数为 4.5 个结节，与 42 例接受 EBRT、手术和/或化疗的患者相比，2.5 年的 OS 为 73% vs. 25%。单变量分析（HR = 0.43，$p = 0.012$）和多变量分析（$p = 0.007$）均表明 SBRT 与生存改善相关。
- Levine 等（2009）：回顾性分析应用 SBRT 治疗原发性和转移性脊髓肉瘤，包括 10 名患者有 16 个不同组织来源（平滑肌肉瘤、软骨肉瘤、血管肉瘤、多形性肉瘤）的脊柱转移性肉瘤病灶，采用 SBRT 姑息治疗，中位剂量 30 Gy/3 次。其中疼痛达到完全缓解的为 50%，部分缓解 44%，6% 的患者治疗病灶无缓解。自接受 SBRT 治疗起中位生存期为 11.1 个月。
- Folker 等（2014）：回顾性分析 88 例患者有 120 处相关肉瘤病灶，主要为 STS。脊柱转移的患者，接受大剂量分割（24～36 Gy/3～6 次）或单次照射（18～24 Gy）的 SBRT。LC 为 87.9%，1 年 OS 为 60.6%。单次照射要优于多次照射，两者 LC 分别为 90.8% vs. 84.1%（$p = 0.007$）。其中急性 3 级毒性反应发生率为 1%，慢性 3 级毒性反应发生率为 4.5%。
- Chang 等（2005）：回顾性分析 189 例具有"放射抵抗性"组织学特征的脑转移患者，包括 103 例黑色素瘤、77 例肾细胞瘤、9 例肉瘤。根据 RTOG 90 - 95 指南，结合肿瘤大小确定单次 SRS 中位剂量为 18 Gy（10～24 Gy）。在肉瘤转移的患者中，中位生存期为 9.1 个月，中位随访时间为 9.1 个月。

（陈　音　华红伟）

参考文献

Abdalla E K, Pisters P W. Metastatectomy for limited metastases from soft-tissue sarcoma. Curr Treat Options Oncol. 2002，3(6)：497 - 505.

Alektiar K M, Brennan M F, Healey J H, et al. Impact of intensity-modulated radiation therapy on local control in primary soft-tissue sarcoma of the extremity. JCO, 2008, 26 (20)：3440 - 3444.

Alektiar K M, Leung D, Zelefsky M J, et al. Adjuvant brachytherapy for primary high-grade soft tissue sarcoma of the extremity. Ann Surg Oncol. 2002，9：48 - 56.

Ashby M A, Ago C T, Harmer C L. Hypofractionated radiotherapy for sarcomas. IJROBP. 1986，12(1)：13 - 17.

Bedi M, King D M, Shivakoti M, et al. Prognostic variables in patients with primary soft tissue sarcoma of the extremity and trunk treated with neoadjuvant radiotherapy or neoadjuvant sequential chemoradiotherapy. Radiat Oncol. 2013, 8: 60.

Blackmon S H, Shah N, Roth J A, et al. Resection of pulmonary and extrapulmonary sarcomatous metastases is associated with long-term survival. Ann Thorac Surg. 2009, 88(3): 877-884.

Billingsley K G, Burt M R, Jara E, et al. Pulmonary metastases from soft tissue sarcoma: analysis of patterns of disease and postmetastasis survival. Ann Surg. 1999, 229: 602-612.

Casson A G, Putnam J B, Natarajan G, et al. Five-year survival after pulmonary metastatectomy for adult soft-tissue sarcoma. Cancer. 1992, 69: 662-668.

Chang E L, Selek U, Hassaenbusch S J, et al. Outcome variation among "radioresistant" brain metastases treated with stereotactic radiosurgery. Neurosurgery. 2005, 56(5): 936-945.

Chang U K, Cho W I, Lee D H, et al. Stereotactic radiosurgery for primary and metastatic sarcomas involving the spine. J Neurooncol. 2012, 107(3): 551-557.

Chua T C, Chu F, Morris D L. Outcomes of a single-centre experience of hepatic resection and cryoablation of sarcoma liver metastases. Am J Clin Oncol. 2011, 34(3): 317-320.

Corbin K S, Philip A, Hyrien O, et al. Do patients with pulmonary metastases from softtissue sarcoma benefit from stereotactic body radiation therapy. IJROBP. 2007, 69: S2980.

DeMatteo R P, Shah A, Fong Y, et al. Results of hepatic resection for sarcoma metastatic to liver. Ann Surg. 2001, 243: 540-547.

Dhakal S, Corbin K S, Milano M T, et al. Stereotactic body radiotherapy for pulmonary metastases from soft-tissue sarcomas: excellent local lesion control and improved patient survival. IJROBP. 2012, 82(2): 940-945.

Dickie C I, Griffin A, Parent A, et al. Phase II study of preoperative intensity modulated radiation therapy for lower limb soft tissue sarcoma. Proceedings of the 52nd annual ASTRO meeting. 2010.

Folkert M R, Bilsky M H, Tom A K, et al. Outcomes and toxicity for hypofractionated and single-fraction image-guided stereotactic radiosurgery for sarcomas metastasizing to the spine. IJROBP. 2014, 88(5): 1085-1091.

Holloway C L, Delaney T F, Alektiar K M, et al. American Brachytherapy Society (ABS) consensus statement for sarcoma brachytherapy. Brachytherapy. 2013, 12(13): 179-190.

Itami J, Sumi M, Beppu Y, et al. High-dose rate brachytherapy alone in postoperative soft tissue sarcomas with close or positive margins. Brachytherapy. 2010, 9: 349-353.

Kepka L, DeLaney T F, Suit H D, et al. Results of radiation therapy for unresected soft-tissue sarcomas. IJROBP. 2005, 63(3): 852-859.

Levine A M, Coleman C, Horasek S. Stereotactic radiosurgery for the treatment of primary sarcomas and sarcoma metastases of the spine. Neurosurgery. 2009, 64(2S): A54-A59.

Mack L A, Crowe P J, Yang J L, et al. Preoperative chemoradiotherapy provides maximum local control and minimal morbidity in patients with soft tissue sarcoma. Ann Surg

Oncol. 2005, 12: 646 - 653.

Marudanayagam R, Sandhu B, Perera M T, et al. Liver resection for metastatic soft tissue sarcoma: ananalysis of prognostic factors. Eur J Surg Oncol. 2011, 37: 87 - 92.

Mehta N, Selch M, Wang P C, et al. Safety and efficacy of stereotactic body radiation therapy in the treatment of pulmonary metastases from high grade sarcoma. Sarcoma. 2013, 2013: 360214.

Merrell K, Francis S, Mou B, et al. Outcomes and prognostic factors of stereotactic body radiotherapy for soft tissue sarcoma metastases. 96th annual meeting of the American Radium Society abstract. 2014.

Merimsky O, Kollender Y, Bokstein F, et al. Radiotherapy for spinal cord compression in patients with soft-tissue sarcoma. IJROBP. 2004, 58(5): 1468 - 1473.

O' Sullivan B, Davis A M, Turcotte R, et al. Preoperative versus post-operative radiotherapy in soft-tissue sarcoma of the limbs: a randomized trial. Lancet. 2002, 359: 2235 - 2241.

Pan E, Goldberg S I, Chen Y L, et al. Role of postoperative radiation (RT) boost for soft-tissue sarcomas with positive margins following preoperative RT and resection. IJROBP. 2013, 87(1): s65.

Petera J, Soumarova R, Ruzickova J, et al. Perioperative hyperfractionated high-dose rate brachytherapy for the treatment of soft tissue sarcomas: multicentric experience. Ann Surg Oncol. 2010, 17: 206 - 210.

Pisters P W, Harrison L B, Leung D H, et al. Long-term results of a prospective randomized trial of adjuvant brachytherapy in soft tissue sarcoma. J Clin Oncol. 1996, 14: 859 - 868.

Porter G A, Cantor S B, Walsh G L, et al. Cost-effectiveness of pulmonary resection and systemic chemotherapy in the management of metastatic soft tissue sarcoma: a combined analysis from the University of Texas M. D. Anderson and Memorial Sloan-Kettering Cancer Centers. J Thorac Cardiovasc Surg. 2004, 127(5): 1366 - 1372.

Powell J W, Chung C T, Shah H R, et al. Gamma knife surgery in the management of radioresistant brain metastases in high-risk patients with melanoma, renal cell carcinoma, and sarcoma. J Neurosurg. 2008, 109S: 122 - 128.

Ryan C W, Montag A G, Hosenpud J R, et al. Histologic response of dose-intense chemotherapy with preoperative hypofractionated radiotherapy for patients with high-risk soft tissue sarcomas. Cancer. 2008, 112: 2432 - 2439.

Smith R, Pak Y, Kraybill W, et al. Factors associated with actual long-term survival following soft tissue sarcoma pulmonary metastatectomy. Eur J Surg Oncol. 2009, 35 (4): 356 - 361.

Soyfer V, Corn B W, Kollender Y, et al. Hypofractionated adjuvant radiotherapy of soft-tissue sarcoma achieves excellent results in elderly patients. Br J Radiol. 2013, 86 (1028): 20130258.

Soyfer V, Corn B W, Kollender Y, et al. Radiation therapy for palliation of sarcoma metastases: a unique and uniform hypofractionation experience. Sarcoma. 2010, 2010: 927972.

Stragliotto C L, Karlsson K, Lax I, et al. A retrospective study of SBRT of metastases in patients with primary sarcoma. Med Oncol. 2012, 29(5): 3431 - 3439.

Thames H D, Suit H D. Tumor radio responsiveness versus fractionation sensitivity. IJROBP. 1986, 12(4): 687 - 691.

van Geel A N, Pastorino U, Jauch K W, et al. Surgical treatment of lung metastases: the European Organization for Research and Treatment of Cancer-Soft Tissue and Bone Sarcoma Group of 255 patients. Cancer. 1996, 77: 675 - 682.

Von Mehren M, Randall R L, Benjamin R S, et al. Soft tissue sarcoma, version 2. 2014. JNCCN. 2014, 12(4): 473 - 483.

Wang D, Bosch W, Roberge D, et al. RTOG sarcoma radiation oncologists reach consensus on gross tumor volume and clinical target volume on computed tomographic images for preoperative radiotherapy of primary soft tissue sarcoma of extremity in Radiation Therapy Oncology Group studies. IJROBP. 2011, 81(4): e525 - e528.

Wang D, Zhang Q, Eisenberg B, et al. Significant reduction of radiation related morbidities in the extremity sarcoma patients treated with image guided radiation therapy to reduced target volume: results of RTOG 0630. IJROBP. 2013, 87(2): s63.

Yang J C, Chang A E, Baker A R, et al. Randomized prospective study of the benefit of adjuvant radiation therapy in the treatment of soft tissue sarcomas of the extremity. J Clin Oncol. 1998, 16: 197 - 203.

第十二章
颅外寡转移

Jennifer S. Chang，Rajni A. Sethi & Igor J. Barani

要点

- 寡转移的概念最早在 1995 年由 Hellman 和 Weichselbaum 引入，描述转移灶的数目和位置是有限的一种状态。寡转移还是可以继续有效治疗的。
- 寡转移通常是指有限的转移器官内有 5 个或更少数目的转移灶。
- 以前寡转移的发生并不是众所周知的，但是近年来 PET/CT 和其他先进影像技术的广泛应用使得更早更多地发现无症状的寡转移成为可能。
- 因为有了长期生存的可能，寡转移病灶应该给予根治治疗剂量而不是姑息治疗剂量。
- 常见原发肿瘤包括结直肠癌、非小细胞肺癌、乳腺癌、软组织肉瘤、肾癌等。
- 常见颅外转移：肺、肝、骨、肾上腺和淋巴结。
- 三类寡转移的疾病：当前诊断，治疗后残留，以及初次诊断或治疗后再发（寡复发）。
- 寡转移和广泛转移的肿瘤生物学行为很可能因肿瘤基因特征和表达谱不同而不同。（Wuttig et al.，2009；Lussier et al.，2011）。
- 研究结果显示，肺或肝转移切除术后，手术组的 5 年生存率是 25%～50%，10～20 年的生存率是 15%～25%，表明寡转移的根治性治疗能带来长期生存（Tomlinson et al.，2007；International Registry of Lung Metastases，1997；Fong et al.，1999；Scheele et al.，1995）。
- 与手术组相比，立体定向放射治疗寡转移的研究结果显示：2 年的局部控制率约为 80%,2～3 年的无病生存率约 20%,2～3 年的总生存率是 25%～40%(Tree et al.,2013;Corbin et al.,2013)。见表 12 - 1 和表 12 - 2。

■ 局部复发大多发生在开始治疗后的 2 年。

■ 尽管大多数患者在寡转移消融治疗后会有疾病进展,但是立体定向放射治疗可以推迟疾病进展和延缓额外的全身治疗(表 12 - 3)。

■ 预后影响因素:

　■ 数目:有 1～3 个转移灶的患者预后好于有 4～5 个转移灶的患者。

　■ 大小:<3 cm 的病灶可获得更好的局部控制率。

　■ 剂量:BED>100 Gy(α/β 比值为 10)相关的局控率可以达到 90%。

　■ 无病时间间隔:SBRT 治疗后无病间隔>12 个月可以改善生存。

治疗适应证

SBRT 治疗寡转移应考虑满足以下条件:原发灶得到控制;5 个或更少的转移灶;ECOG≤2;预期寿命至少 3 个月。

检查

■ 病史与体格检查,系统回顾和实验室检查:这些患者每隔 3 个月检查已知的转移,重点评估累及部位,就像特殊位置转移章节描述的那样。

■ 影像:

　■ (PET - CT 或 CT C/A/P±增强±骨扫描)常用来检查无症状转移患者的病灶进展情况,这些影像检查的频次和作用尚未达成共识。高危人群能从每隔 6 个月的随访影像中早期发现转移灶而获益。

　■ 转移患者应进行全身影像学检查(PET - CT 或 CT C/A/P±增强±骨扫描,头颅 MRI)除外额外病变。

　■ 与放疗计划相关的特殊器官影像请参考特殊位置章节。

■ 病理:第一个转移灶通常会活检来确定转移状态。如果基于影像学、体格检查和实验室检查累及病变部位的性质仍然不明确可以实施额外的组织活检。

表 12-1　肾上腺或淋巴结寡转移 SBRT 治疗经验小结

研究	年	病例数	原发灶	治疗部位	剂量	局控	总生存	毒性
Casamassima	2012	48	多种	肾上腺	大多数 36 Gy/3 次	90%（2 年）	40%（1 年）；15%（2 年）	无 3 级
Scorsetti	2012	34	多种（非小细胞肺癌为主）	肾上腺	中位 40 Gy/5 次	32%（2 年）	中位生存 22 个月	无 3 级
Oshiro	2011	19	非小细胞肺癌	肾上腺	中位 45 Gy/5 次	68%有效率	33%（2 年）	无 3 级
Holy	2011	18	非小细胞肺癌	肾上腺	20～40 Gy/5 次	77%（2 年）	中位生存 23 个月	无 3 级
Torok	2011	7	多种（肺为主）	肾上腺	16 Gy/1 次 or 27 Gy/3 次	63%（1 年）	中位生存 8 个月	未报
Chawla	2009	14	多种（肺为主）	肾上腺	16 Gy/4 次 50 Gy/10 次	55%（1 年）；27%（2 年）	44%(1 年)；25%(2 年)	无 3 级
Jereczek-Fossa	2014	69	多种	淋巴结（单）	中位 24 Gy/3 次	81%（1 年）；64%（3 年）	50%(3 年)	3%急性 3 级 1%迟发性 4 级
Choi	2009	30	子宫	淋巴结（单）	33～45 Gy/3 次	67%（4 年）	50%(4 年)	3%迟发性 3～4 级
Kim	2009	7	胃	淋巴结	平均 48 Gy/3 次	29%（3 年无进展生存）	43%(3 年)	无 3 级

表 12-2　肺或肝寡转移 SBRT 治疗经验小结

研究	年	病例数	原发灶	治疗部位	剂量	局控	总生存	毒性
Navarria	2014	76	多种	肺	48 Gy/4 次（周围型I）;60 Gy/8 次（中央型）;60 Gy/3 次（周围型<2 cm）	89%(2年,3年)	73%(2年);73%(3年)	无3级
Ricardi	2012	61	多种	肺	26 Gy/1次;45 Gy/3次;36 Gy/4次	89%(2年);83%(3年)	66%(2年);52%(3年)	2% 3级肺炎
McCammon	2009	141	多种	肺	大多数60 Gy/3次	100%(1年);89%(3年)if≥60 Gy	未报	5% 3级;1% 4级
Rusthoven	2009(a)	38	多种	肺	48~60 Gy/3次	100%(1年);96%(2年)	39%(2年)	8% 3级
Norihisa	2008	34	多种	肺	48 Gy/4次60 Gy/5次	84%(2年)	90%(2年)	3% 3级
Okunieff	2006	50	多种	肺	50 Gy/10次	85%(3年)	71%(1年);255(3年)	2% 3级
Chang	2011	65	结直肠	肝	中位41.7 Gy/6次	67%(1年),55%(92年)	72%(1年),38%(2年)	3%急性3级;6%迟发性3级

（续表）

研究	年	病例数	原发灶	治疗部位	剂量	局控	总生存	毒性
Rule	2011	27	多种	肝	30 Gy/3 次；50 Gy/5 次；60 Gy/5 次	100%（3 年，60 Gy）	50%/67%/56%（2 年 for 30 Gy/50 Gy/60 Gy）	4% 3 级
van der Pool	2010	20	结直肠	肝	37.5 Gy/3 次	74%（2 年）	83%（2 年）	10% 3 级
Goodman	2010	26	多种	肝	18，22，26，or 30 Gy/1 次	77%（1 年）	50%（2 年）	无 3 级
Rusthoven	2009	47	多种	肝	60 Gy/3 次	95%（1 年），92%（2 年）	30%（2 年）	2% 3 级
Lee	2009	68	多种	肝	24 Gy/6 次	71%（1 年）	47%（18 个月）	9%急性 3 级；1%急性 4 级；1 例死于肠梗阻
Katz	2007	60	多种	肝	50 Gy/5 次	76%（10 个月），57%（20 个月）	中位生存 14.5 个月	无 3 级
Kavanagh	2006	36	多种	肝	60 Gy/3 次	93%（18 个月）	未报	6% 3 级
Mendez Romero	2006	17	多种（结直肠为主）	肝	37.5 Gy/3 次	100%（1 年），86%（2 年）	85%（1 年），62%（2 年）	12%急性 3 级，4%迟发性 3 级

表 12 - 3　混合寡转移 SBRT 治疗经验小结

研究	年	病例数	原发灶	治疗部位	剂量	局控	总生存	毒性
Comito	2014	82	结直肠	多种	48~75 Gy/3~4次	80%(2年);75%(3年)	65%(2年);43%(3年)	无3级
Jereczek-Fossa	2013	95	多种	多种	中位 24 Gy/3fx	67%(3年)	31%(3年)	
Sole	2013	42	多种	多种	中位 39 Gy/3fx	92%(1年),86%(2年)	84%(1年),63%(2年)	14% 2级或更高
Bae	2012	41	结直肠	多种	中位 48 Gy/3次	64%(3年);57%(5年)	60%(3年);38%(5年)	无急性3级;7%迟发性3级
Salama	2012	61	多种	多种	24~48 Gy/3次	67%(2年),88% if 剂量≥30 Gy	81%(1年),57%(2年)	3% 急性3级,10%迟发性3级
Milano	2012	121	多种	多种	中位 50 Gy/10次	74%/87%(2年 非乳腺/乳腺);65%/87%(6年 非乳腺/乳腺)	39%/74%(2年 非乳腺/乳腺);9%/47%(6年 非乳腺/乳腺)	1% 3级
Greco	2011	103	多种	多种	18~24 Gy/1次	64%(18个月);82%(18个月,剂量 24 Gy)	未报	1%急性3级;3%迟发性3级

（续表）

研究	年	病例数	原发灶	治疗部位	剂量	局控	总生存	毒性
Kang	2011	59	结直肠	多种	36~51 Gy/3 次	19%（5 年）	29%（5 年）	3% 4 级
Inoue	2010	44	多种	多种（大多肺）	48 Gy/8 次（肾上腺），35～60 Gy in 4～8 次（其他）	80%（3 年）	39%（3 年）	无 3 级
Nuyttens	2007	14	多种	多种	中位 7 Gy 每次×中位 6 次	100%（18 个月）	未报	无 3 级
Svedman	2006	30	肾细胞癌	多种	40 Gy/4 次	98%（52 个月）	中位生存 32 个月	2% 3 级
Hoyer	2006	64	结直肠	多种	45 Gy/3 次	63%（2 年）	67%（1 年），38%（2 年），13%（5 年）	30% 3 级，9% gr4
Wersall	2005	58	肾细胞癌	多种（大多肺）	30~40 Gy/3 次	90% 或更高（37 个月）	中位生存 37 个月（1～3 个转移灶），19 个月（4 个以上转移）	大量 3 级毒性 1 例 死于胃 出血

放射外科技术

有关模拟定位、治疗计划和剂量给予建议请参考特殊位置章节。

毒性和处理

不同器官系统相关毒性请参考特殊位置章节。

随访建议

自从病灶治疗后 2～3 个月后每隔 3 个月重复病史与体格检查，PET‑CT 或 CT C/A/P 增强扫描和骨扫描来评估疾病控制或进展。

证据

肺转移

■ Rusthoven 等（2009a）：多中心的 Ⅰ/Ⅱ 期临床试验结果显示，1～3 个肺转移灶的直径总和达到 7 cm，剂量递增从 48 Gy/3 次到 60 Gy/3 次。38 例患者，63 个病灶，低负荷的胸外疾病。3 级毒性发生率 8%，有症状肺炎占 2.6%，1 年和 2 年的局部控制率分别是 100%、96%，中位生存时间 19 个月。

■ Norihisa 等（2008）：回顾性分析原发灶得到控制的 34 例伴 1～2 个肺转移灶的患者，48 Gy 或 60 Gy 的剂量分 4～5 次，结果显示 2 年 OS 84.3%，局部控制率达 90%，PFS 为 34.8%。60 Gy 的患者局部无进展，2 级毒性占 12%，无 3 级毒性。更长的无病间隔与改善总体生存相当。

肝转移

■ Rusthoven 等（2009b）：报道 Ⅰ/Ⅱ 期剂量递增试验结果，47 例患者均有 1～3 个肝转移灶，病灶均＜6 cm，给予 36～60 Gy/3 次。2 年的局部控制率为

92%,≤3 cm 的病灶局部控制率为 100%。2%有 3 级以上毒性,中位生存期 20.5 个月。

- Shefter 等(2005):多中心 I 期 18 例患者有 1~3 个肝转移灶,最大直径< 6 cm,KPS>60%,充足的肝功能,无其他进展期或未经治疗的重大疾病。 36~60 Gy/3 次。≥700 cm³ 正常肝受照剂量<15 Gy,无剂量限制毒性。

- Chang 等(2011):多中心队列研究报道 65 例有 1~4 个结直肠癌肝转移灶患者,分别给予剂量 22~60 Gy/1~6 次。接受 46~52 Gy/3 次的患者 1 年局部控制率>90%,无活动性肝外疾病获得更好生存。

肾上腺转移

Casamassima 等(2012):回顾性单中心研究 48 例不同原发灶的肾上腺转移患者(单侧或双侧),接受 36 Gy/3 次(8 例单次放疗,平均量 24 Gy;40 例接受 3 次放疗,平均量 35 Gy)。2 年局部控制率达 90%,1 年、2 年的总体生存率分别是 39.7%、14.5%。无 3 级毒性。

淋巴结转移

Jereczek-Fossa 等(2014):回顾性分析单中心 69 例(94 个病灶)单纯腹部淋巴结转移患者,原发灶来源于泌尿、肠胃、妇科和其他,中位随访 20 个月,中位 SBRT 剂量 24 Gy/3 次,3 年局部控制率 64%,无进展生存率 12%,总体生存率 50%。失败模式主要在野外。原发前列腺癌或肾癌患者的生存率显著提高(3 年总生存率为 85%)。3%有急性 3 级毒性,1 例有迟发性 4 级毒性(出血性十二指肠炎)。

混合转移

- Salama 等(2012):单中心前瞻性剂量递增试验报道 61 例不同病理类型的患者,1~5 个转移灶在不同的位置,每个病灶大小≤10 cm 或≤500 ml,预期寿命超过 3 个月,ECOG≤2。剂量递增为 24~60 Gy/3 次。最大耐受量没有达到。1 年、2 年无进展生存率分别是 33.3%和 22%,1 年、2 年总生存率分别是 81.5%和 56.7%。72%的患者有 1~3 个病灶进展。

■ Milano 等(2012)：前瞻性分析 121 例不同原发肿瘤患者,5 个或更少的转移灶在 1~3 个器官上。乳腺癌患者 6 年总生存率为 47%,局部控制率 87%；非乳腺癌患者 6 年总生存率为 9%,局部控制率 65%。

（丁继平）

参考文献

Almaghrabi M Y, Supiot S, Paris F, et al. Stereotactic body radiation therapy for abdominal oligometastases: a biological and clinical review. Radiat Oncol. 2012, 7: 126.

Alongi F, Arcangeli S, Filippi A R, et al. Review and uses of stereotactic body radiation therapy for oligometastases. Oncologist. 2012, 17(8): 1100 - 1107.

Bae S H, Kim M S, Cho C K, et al. High dose stereotactic body radiotherapy using three fractions for colorectal oligometastases. J Surg Oncol. 2012, 106(2): 138 - 143.

Casamassima F, Livi L, Masciullo S, et al. Stereotactic radiotherapy for adrenal gland metastases: university of Florence experience. Int J Radiat Oncol Biol Phys. 2012, 82(2): 919 - 923.

Chang D T, Swaminath A, Kozak M, et al. Stereotactic body radiotherapy for colorectal liver metastases a pooled analysis. Cancer. 2011, 117(17): 4060 - 4069.

Chawla S, Chen Y, Katz A W, et al. Stereotactic body radiotherapy for treatment of adrenal metasta-ses. Int J Radiat Oncol Biol Phys. 2009, 75(1): 71 - 75.

Choi C W, Cho C K, Yoo S Y, et al. Image-guided stereotactic body radiation therapy in patients with isolated para-aortic lymph node metastases from uterine cervical and corpus cancer. Int J Radiat Oncol Biol Phys. 2009, 74(1): 147 - 153.

Comito T, Cozzi L, Clerici E, et al. Stereotactic ablative radiotherapy (SABR) in inoperable oligometastatic disease from colorectal cancer: a safe and effective approach. BMC Cancer. 2014, 14: 619.

Corbin K S, Hellman S, Weichselbaum R R. Extracranial oligometastases: a subset of metastases curable with stereotactic radiotherapy. J Clin Oncol. 2013, 31(11): 1384 - 1390.

Fong Y, Fortner J, Sun R L, et al. Clinical score for predicting recurrence after hepatic resection for metastatic colorectal cancer: analysis of 1001 consecutive cases. Ann Surg. 1999, 230: 309 - 318.

Goodman K A, Wiegner E A, Maturen K E, et al. Dose-escalation study of single-fraction stereotactic body radiotherapy for liver malignancies. Int J Radiat Oncol Biol Phys. 2010, 78(2): 486 - 493.

Greco C, Zelefsky M J, Lovelock M, et al. Predictors of local control after single-dose stereotactic image-guided intensity-modulated radiotherapy for extracranial metastases. Int J Radiat Oncol Biol Phys. 2011, 79(4): 1151 - 1157.

Hellman S, Weichselbaum R R. Oligometastases. J Clin Oncol. 1995, 13: 8-10.

Holy R, Piroth M, Pinkawa M, et al. Stereotactic body radiation therapy (SBRT) for treatment of adrenal gland metastases from non-small cell lung cancer. Strahlenther Onkol. 2011, 187(4): 245-251.

Hoyer M, Roed H, Traberg Hansen A, et al. Phase II study on stereotactic body radiotherapy of colorectal metastases. Acta Oncol. 2006, 45(7): 823-830.

Inoue T, Katoh N, Aoyama H, et al. Clinical outcomes of stereotactic brain and/or body radio-therapy for patients with oligometastatic lesions. Jpn J Clin Oncol. 2010, 40(8): 788-794.

Jereczek-Fossa B A, Bossi-Zanetti I, Mauro R, et al. CyberKnife robotic image-guided stereotactic radiotherapy for oligometastic cancer: a prospective evaluation of 95 patients/118 lesions. Strahlenther Onkol. 2013, 189(6): 448-455.

Jereczek-Fossa B A, Piperno G, Ronchi S, et al. Linac-based stereotactic body radiotherapy for oligometastatic patients with single abdominal lymph node recurrent cancer. Am J Clin Oncol. 2014, 37(3): 227-233.

Kang J K, Kim M S, Kim J H, et al. Oligometastases confined one organ from colorectal cancer treated by SBRT. Clin Exp Metastasis. 2010, 27(4): 273-278.

Katz A W, Carey-Sampson M, Muhs A G, et al. Hypofractionated stereotactic body radiation therapy (SBRT) for limited hepatic metastases. Int J Radiat Oncol Biol Phys. 2007, 67(3): 793-798.

Kavanagh B D, McGarry R C, Timmerman R D. Extracranial radio-surgery (stereotactic body radiation therapy) for oligometastases. Semin Radiat Oncol. 2006a, 16 (2): 77-84.

Kavanagh B D, Schefter T E, Cardenes H R, et al. Interim analysis of a prospective phase I/II trial of SBRT for liver metastases. Acta Oncol. 2006b, 45(7): 848-855.

Kim M S, Cho C K, Yang K M, et al. Stereotactic body radiotherapy for isolated paraaortic lymph node recurrence from colorectal cancer. World J Gastroenterol. 2009a, 15(48): 6091-6095.

Kim M S, Yoo S Y, Cho C K, et al. Stereotactic body radiotherapy for isolated para-aortic lymph node recurrence after curative resection in gastric cancer. J Korean Med Sci. 2009b, 24(3): 488-492.

Lee M T, Kim J J, Dinniwell R, et al. Phase I study of individualized stereotactic body radiotherapy of liver metastases. J Clin Oncol. 2009, 27(10): 1585-1591.

Lussier Y A, Xing H R, Salama J K, et al. MicroRNA expression characterizes oligometastasis(es). PLoS One. 2011, 6, e28650.

McCammon R, Schefter T E, Gaspar L E, et al. Observation of a dose-control relationship for lung and liver tumors after stereotactic body radiation therapy. Int J Radiat Oncol Biol Phys. 2009, 73(1): 112-118.

Mendez Romero A, Wunderink W, Hussain S M, et al. Stereotactic body radiation therapy for primary and metastatic liver tumors: a single institution phase i-ii study. Acta Oncol. 2006, 45(7): 831-837.

Milano M T, Katz A W, Zhang H, et al. Oligometastases treated with stereotactic body radiotherapy: long-term follow-up of pro-spective study. Int J Radiat Oncol Biol Phys. 2012, 83(3): 878 - 886.

Navarria P, Ascolese A M, Tomatis S, et al. Stereotactic body radiotherapy (sbrt) in lung oligometa-static patients: role of local treatments. Radiat Oncol. 2014, 9(1): 91.

Norihisa Y, Nagata Y, Takayama K, et al. Stereotactic body radiotherapy for oligometastatic lung tumors. Int J Radiat Oncol Biol Phys. 2008, 72(2): 398 - 403.

Nuyttens J J, Prevost J B, Van der Voort van Zijp N C, et al. Curative stereotactic robotic radiotherapy treatment for extracranial, extrapulmonary, extrahepatic, and extraspinal tumors: technique, early results, and toxicity. Technol Cancer Res Treat. 2007, 6(6): 605 - 610.

Okunieff P, Petersen A L, Philip A, et al. Stereotactic body radiation therapy (SBRT) for lung metastases. Acta Oncologica. 2006, 45(7): 808 - 817.

Oshiro Y, Takeda Y, Hirano S, et al. Role of radiotherapy for local control of asymptomatic adrenal metastasis from lung cancer. Am J Clin Oncol. 2011, 34(3): 249 - 253.

Ricardi U, Filippi A R, Guarneri A, et al. Stereotactic body radiation therapy for lung metastases. Lung Cancer. 2012, 75(1): 77 - 81.

Rule W, Timmerman R, Tong L Y, et al. Phase I dose-escalation study of stereotactic body radio-therapy in patients with hepatic metastases. Ann Surg Oncol. 2011, 18(4): 1081 - 1087.

Rusthoven K E, Kavanagh B D, Burri S H, et al. Multi-institutional phase I/II trial of stereotactic body radiation therapy for lung metastases. J Clin Oncol. 2009a, 27(10): 1579 - 1584.

Rusthoven K E, Kavanagh B D, Cardenes H, et al. Multi-institutional phase I/II trial of stereotactic body radiation therapy for liver metastases. J Clin Oncol. 2009b, 27(10): 1572 - 1578.

Salama J K, Hasselle M D, Chmura S J, et al. Stereotactic body radiotherapy for multisite extracranial oligometastases: final report of a dose escalation trial in patients with 1 to 5 sites of metastatic disease. Cancer. 2012, 118(11): 2962 - 2970.

Scheele J, Stang R, Altendorf-Hofmann A, et al. Resection of colorectal liver metastases. World J Surg. 1995, 19: 59 - 71.

Scorsetti M, Alongi F, Filippi A R, et al. Long-term local control achieved after hypofractionated stereotactic body radiotherapy for adrenal gland metastases: a retrospective analysis of 34 patients. Acta Oncol. 2012, 51(5): 618 - 623.

Shefter T E, Kavanagh B D, Timmerman R D, et al. A phase I trial of stereotactic body radiation therapy (SBRT) for liver metastases. Int J Radiat Oncol Biol Phys. 2005, 62: 1371 - 1378.

Sole C V, Lopez Guerra J L, Matute R, et al. Stereotactic ablative radiotherapy delivered by image-guided helical tomotherapy for extracranial oligometastases. Clin Transl Oncol. 2013, 15(6): 484 - 491.

Svedman C, Sandstrom P, Pisa P, et al. A prospective phase II trial of using extracranial stereotactic radiotherapy in primary and metastatic renal cell carcinoma. Acta Oncol.

2006, 45(7): 870 - 875.

The International Registry of Lung Metastases. Long-term results of lung metastectomy: prognostic analyses based on 5206 cases. J Thorac Cardiovasc Surg. 1997, 113: 37 - 49.

Tomlinson J S, Jarnagin W R, DeMatteo R P, et al. Actual 10-year survival after resection of colorectal liver metastases defines cure. J Clin Oncol. 2007, 25: 4575 - 4580.

Torok J, Wegner R E, Burton S A, et al. Stereotactic body radiation therapy for adrenal metastases: a retrospective review of a noninvasive therapeutic strategy. Future Oncol. 2011, 7(1): 145 - 151.

Tree A C, Khoo V S, Eeles R A, et al. Stereotactic body radiotherapy for oligometastases. Lancet Oncol. 2013, 14(1): e28 - 37.

van der Pool A E M, Romero A M, Wunderink W, et al. Stereotactic body radiation therapy for colorectal liver metastases. Br J Surg. 2010, 97(3): 377 - 382.

Weichselbaum R R, Hellman S. Oligometastases revisited. Nat Rev Clin Oncol. 2011, 8: 378 - 382.

Wersall P J, Blomgren H, Lax I, et al. Extracranial stereotactic radiotherapy for primary and metastatic renal cell carcinoma. Radiother Oncol. 2005, 77(1): 88 - 95.

Wuttig D, Baier B, Fuessel S, et al. Gene signatures of pulmonary metastases of renal cell carcinoma reflect the disease-free interval and the number of metastases per patient. Int J Cancer. 2009, 125: 474 - 482.

附录一
剂量体积标准

器官	超过阈值的最大临界体积(cm³)	单次		3次		5次		终点
		阈值(Gy)	最大点剂量	阈值(Gy)	最大点剂量	阈值(Gy)	最大点剂量	
视觉通路	<0.2	8	12	15.3 (5.1 Gy/次)	17.4 (5.8 Gy/次)	23 (4.6 Gy/次)	25 (5 Gy/次)	神经炎
耳蜗	—	—	9	—	17.1 (5.7 Gy/次)	—	25 (5 Gy/次)	听力丧失
脑干(不包括延髓)	<0.5	15	18	18 (6 Gy/次)	23.1 (7.7 Gy/次)	23 (4.6 Gy/次)	31 (6.2 Gy/次)	脑神经病变
脊髓和延髓	<0.1	10	14	18 (6 Gy/次)	21 (7 Gy/次)	23 (4.6 Gy/次)	30 (6 Gy/次)	脊髓炎
马尾	<5	14	16	21.9 (7.3 Gy/次)	24 (8 Gy/次)	30 (6 Gy/次)	32 (6.2 Gy/次)	神经炎
骶丛	<5	14.4	16	22.5 (9.5 Gy/次)	24 (8 Gy/次)	30 (6 Gy/次)	32 (6.2 Gy/次)	神经病变
臂丛	<5	—	24	—	27 (9 Gy/次)	27 (5.4 Gy/次)	30.5 (6.1 Gy/次)	神经病变
肺(左和右)	<1 500	7	—	11.6	—	12.5 Gy (2.5 Gy/次)	—	肺功能
肺(左和右)	<1 000	7.4	—	12.4	—	13.5 Gy (2.7 Gy/次)	—	肺炎
大支气管(包括气管)	<4	10.5	20.2	15 (5 Gy/次)	30 (10 Gy/次)	16.5 (3.3 Gy/次)	40 (8 Gy/次)	狭窄/瘘管

（续表）

器官	超过阈值的最大临界体积(cm³)	单次		3次		5次		终点
		阈值(Gy)	最大点剂量	阈值(Gy)	最大点剂量	阈值(Gy)	最大点剂量	
小支气管	<0.5	12.4	13.3	18.9 (6.3 Gy/次)	23.1 (7.7 Gy/次)	21 (4.2 Gy/次)	33 (6.6 Gy/次)	狭窄/肺不张
胸壁	<1	22	30	28.8 (9.6 Gy/次)	36.9 (12.3 Gy/次)	35 (7 Gy/次)	43 (8.6 Gy/次)	疼痛/骨折
胸壁	<30	—	—	30 (10 Gy/次)	—	—	—	疼痛/骨折
胸壁	<10	—	—	30[1] (10 Gy/次)	—	—	—	疼痛/骨折
胸壁	<71 (距胸壁2 cm)	—	—	30 (10 Gy/次)	—	30 (6 Gy/次)	—	胸痛/骨折
食管	<5	11.9	15.4	17.7 (5.9 Gy/次)	25.2 (8.4 Gy/次)	19.5 (3.9 Gy/次)	35 (7 Gy/次)	狭窄/瘘
胃	<10	11.2	12.4	16.5 (5.5 Gy/次)	22.2 (7.4 Gy/次)	18 (3.6 Gy/次)	32 (6.4 Gy/次)	溃疡/瘘
胃	<4%	22.5[2]	—	—	30[3] (10 Gy/次)	—	—	溃疡
胃/肠道	环绕1周	—	12	—	—	—	—	溃疡/瘘管
小肠	<30	12.5[3]	—	—	30[3] (10 Gy/次)	—	—	溃疡/瘘管

（续表）

器官	超过阈值的最大临界体积(cm³)	单次 阈值(Gy)	单次 最大点剂量	3次 阈值(Gy)	3次 最大点剂量	5次 阈值(Gy)	5次 最大点剂量	终点
十二指肠	<5	11.2	12.4	16.5 (5.5 Gy/次)	22.2 (7.4 Gy/次)	18 (3.6 Gy/次)	32 (6.4 Gy/次)	溃疡
十二指肠	<10	9	—	11.4 (3.8 Gy/次)	—	12.5 (2.5 Gy/次)	—	溃疡
十二指肠	<5%	22.5[2]	—	—	—	—	—	溃疡
空肠/回肠	<5	11.9	15.4	17.7 (5.9 Gy/次)	25.2 (8.4 Gy/次)	19.5 (3.9 Gy/次)	35 (7 Gy/次)	小肠炎
结肠	<20	14.3	18.4	24 (8 Gy/次)	28.2 (9.4 Gy/次)	25 (5 Gy/次)	38 (7.6 Gy/次)	结肠炎/瘘管
直肠	<20	14.3	16	24 (8 Gy/次)	28.2 (9.4 Gy/次)	25 (5 Gy/次)	38 (7.6 Gy/次)	直肠炎/瘘管
直肠	环绕1周	—	14	—	—	—	—	直肠炎/瘘管
直肠	<1	—	—	—	—	36[4] (12 Gy/次)	—	直肠炎/瘘管
膀胱	<15	11.4	18.4	16.8 (5.6 Gy/次)	28.2 (9.4 Gy/次)	18.3 (3.65 Gy/次)	38 (7.6 Gy/次)	膀胱炎/瘘管

（续表）

器官	超过阈值的最大临界体积（cm³）	单次		3次		5次		终点
		阈值（Gy）	最大点剂量	阈值（Gy）	最大点剂量	阈值（Gy）	最大点剂量	
膀胱	—	—	—	—	—	—	54	膀胱炎/瘘管
阴茎球部	<3	14	34	21.9（7.3 Gy/次）	42（14 Gy/次）	30（6 Gy/次）	50（10 Gy/次）	勃起障碍
尿道	<10%	—	—	—	—	49[4]（9.8 Gy/次）	55	尿道狭窄
股骨头（左/右）	<10	14	—	21.9	—	30（6 Gy/次）	41.8（8.36 Gy/次）	坏死
股骨头	<5	—	—	—	—	25（5 Gy/次）	—	坏死
肾脏	<2/3体积	10.6	—	18.6（6.2 Gy/次）	—	23（4.6 Gy/次）	—	恶性高血压
肾脏（双侧）	剩余肾脏体积<33%	10	—	15（5 Gy/次）	—	18	—	恶性高血压
肾脏（双侧）	<35%的全肾体积	10	—	15（5 Gy/次）	—	18（3.6 Gy/次）	—	—
肾脏	<75%的肾体积	5[5]	—	—	—	—	—	不详

（续表）

器官	超过阈值的最大临界体积(cm³)	单次 阈值(Gy)	单次 最大点剂量	3次 阈值(Gy)	3次 最大点剂量	5次 阈值(Gy)	5次 最大点剂量	终　点
肝脏	<700	9.1	—	19.2	—	21	—	基础肝功能
肝脏	<70%	—	—	—	—	30[6](6 Gy/次)	—	肝硬化/肝衰
肝脏	<50% <75%	5[2] 2.5[2]	—	—	—	—	—	胆道狭窄
肝脏	平均值	—	—	肝细胞肝癌:13[7](4.3 Gy/次) 转移性肝癌:18[7](6 Gy/次)	—	—	—	放射性肝病
心脏	<15	16	22	24(8 Gy/次)	30(10 Gy/次)	32(6.4 Gy/次)	38(7.6 Gy/次)	心包炎
大血管	<10	31	37	39(13 Gy/次)	45(15 Gy/次)	47(9.4 Gy/次)	53(10.6 Gy/次)	动脉瘤

该表主要参照美国医学物理学家年会 101 号报告，结合既往的研究数据以及我们自己的经验对正常组织的耐受剂量进行了总结[8~15]。早期的一些小样本研究或经验有限的研究或被单独引用。需注意的是，绝大部分剂量是基于毒性观察或数学模型计算得来的，而并未得到验证。由于缺乏 SBRT 的长期随访数据，一些正规放疗中心的这张表格中的剂量只是正常组织耐受剂量的近似值。如果在治疗某些部位时，介绍相关毒性或副反应的文献较少甚至缺乏时，建议参照一些正规放疗中心的意见，或者一些被严格监督的前瞻性临床试验。

（冯　阳）

参考文献

Rusthoven K E, Kavanagh B D, Burri S H, et al. Multi-institutional phase I/II trial of stereotactic body radiation therapy for lung metastases. J Clin Oncol. 2009, 27: 1579 – 1584.

Chang D T, Schellenberg D, Shen J, et al. Stereotactic radiotherapy for unresectable adenocarcinoma of the pancreas. Cancer. 2009, 115: 665 – 672.

Kavanagh B D, Pan C C, Dawson L A, et al. Radiation dose-volume effects in the stomach and small bowel. Int J Radiat Oncol Biol Phys. 2010, 76: S101 – S107.

McBride S M, Wong D S, Dombrowski J J, et al. Hypofractionated stereotactic body radiotherapy in low risk prostate adenocarcinoma: preliminary results of a multiinstitutional phase 1 feasibility trial. Cancer. 2012, 118: 3681 – 3690.

Goodman K A, Wiegner E A, Maturen K E, et al. Dose-escalation study of single-fraction stereotactic body radiotherapy for liver malignancies. Int J Radiat Oncol Biol Phys. 2010, 78: 486 – 493.

Katz A W, Carey-Sampson M, Muhs A G, et al. Hypofractionated stereotactic body radiation therapy (SBRT) for limited hepatic metastases. Int J Radiat Oncol Biol Phys. 2007, 67: 793 – 798.

Pan C C, Kavanagh B D, Dawson L A, et al. Radiation-associated liver injury. Int J Radiat Oncol Biol Phys. 2010, 76: S94 – S100.

Timmerman R D. An overview of hypofractionation and introduction to this issue of seminars in radiation oncology. Semin Radiat Oncol. 2008, 18: 215 – 222.

Dunlap N E, Cai J, Biedermann G B, et al. Chest wall volume receiving >30 Gy predicts risk of severe pain and/or rib fracture after lung stereotactic body radiotherapy. Int J Radiat Oncol Biol Phys. 2010, 76: 796 – 801.

Wersäll P J, Blomgren H, Lax I, et al. Extracranial stereotactic radiotherapy for primary and metastatic renal cell carcinoma. Radiother Oncol. 2005, 77: 88 – 95.

Timmerman R D. An overview of hypofractionation and introduction to this issue of seminars in radiation oncology. Semin Radiat Oncol. 2008, 18: 215 – 222.

Benedict S H, Yenice K M, Followill D, et al. Stereotactic body radiation therapy: the report of AAPM Task Group 101. Med Phys. 2010, 37: 4078 – 4101.

Timmerman R D, Kavanagh B D, Cho L C, et al. Stereotactic body radiation therapy in multiple organ sites. J Clin Oncol. 2007, 25: 947 – 952.

Chang B K, Timmerman R D. Stereotactic body radiation therapy: a comprehensive review. Am J Clin Oncol. 2007, 30: 637 – 644.

Murphy J D, Christman-Skieller C, Kim J, et al. A dosimetric model of duodenal toxicity after stereotactic body radiotherapy for pancreatic cancer. Int J Radiat Oncol Biol Phys. 2010, 78: 1420 – 1426.

附录二
缩略语

AAPM	American Association of Physicists in Medicine	美国物理师协会
ABC	active breathing control	主动呼吸门控
ACTH	adrenocorticotropic hormone	肾上腺皮质激素
ADT	androgen deprivation therapy	去势治疗
AFP	alpha-fetoprotein（α-fetoprotein）	甲胎蛋白
AMA	American Medical Association	美国医学会
AP/PA	anteroposterior/posteroanterior	前后位/后前位
ASTRO	American Society for Radiation Oncology	美国肿瘤放射治疗协会
ATM	ataxia telangiectasia mutated	毛细血管扩张性共济失调突变
ATR	ATM-Rad3-related	ATM-Rad3 相关
AVM	arterio-venous malformation	动静脉畸形
BED	biologically effective dose	有效生物剂量
bPFS	biochemical progression-free survival	无生化进展生存率
BPL	Batho power-law correction	巴索幂律修正
BRCA	breast cancer risk genes BRCA1 and BRCA2	乳腺癌风险基因 BRCA1 和 BRCA2
BUN	blood urea nitrogen	血尿素氮
CAD	coronary artery disease	冠状动脉粥样硬化性心脏病
CBC	complete blood count	全血计数
CBCT	cone beam computed tomography	平板 CT
CEA	carcinoembryonic antigen	癌胚抗原
CGE	cobalt gray equivalent	钴灰色当量
CHF	congestive heart failure	充血性心力衰竭
CK	CyberKnife	射波刀
Cm	centimeter	厘米
CMP	comprehensive metabo lic panel	代谢综合征组
CMS	Centers for Medicare and Medicaid Services	医疗保险和医疗补助服务中心
CN	cranial nerve	脑神经
CNS	central nervous system	中枢神经系统

COPD	chronic obstructive pulmonary disease	慢性阻塞性肺疾病
CPA	cerebellopontine angle	桥小脑角
CPT	current procedural terminology	现行操作术语
Cr	creatinine	肌酐
CR	complete response	完全反应
CRT	conformal radiation therapy	适形放射治疗
CSF	cerebrospinal fluid	脑脊液
CSS	cause-specific survival	特异性原因生存
CT	computerized tomography	计算机断层扫描
CT A/P	CT abdomen pelvis	腹部盆腔 CT
CT C/A/P	CT chest abdomen pelvis	胸腹部盆腔 CT
ctDNA	circulating tumor DNA	循环系统中的肿瘤 DNA
CTV	clinical target volume	临床靶体积
CXR	chest X-ray	胸部 X 线
DBR	distant brain recurrence	远端脑复发
DLCO	carbon monoxide diffusion in the lung	肺一氧化碳弥散
DNA	deoxyribonucleic acids	脱氧核糖核酸
DRE	digital rectal examination	直肠数字检查
DRR	digitally reconstructed radiograph	数字重建射野片
DSS	disease-specific survival	疾病特异性生存率
EBRT	external beam radiation therapy	外照射治疗
ECOG	Eastern Cooperative Oncology Group	东部肿瘤合作组
EGFR	epidermal growth factor receptor	表皮生长因子受体
EORTC	European Organisation for Research and Treatment of Cancer	欧洲癌症研究和治疗协作组织
EPID	electronic portal imaging devices	电子射野成像设备
EQD2	equivalent dose in 2 Gy fractions	2 Gy 分割剂量当量
ERCP	endoscopic retrograde cholangiopancreatography	内镜逆行性胰胆管造影
ESR	erythrocyte sedimentation rate	红细胞沉降率
EUA	exam under anesthesia	麻醉下检查
EUS	endoscopic ultrasound	超声内镜检查

FCRT	fractionated conformal radiotherapy	分次适形放疗
FDG	fluoro-deoxy-glucose (fludeoxyglucose)	氟脱氧葡萄糖
FEV1	forced expiratory volume (In 1 s)	1秒钟用力呼气量
FFLP	freedom from local progression	无局部进展
FFP	freedom from progression	无进展
FLAIR	fluid attenuation inversion recovery	流体衰减反转恢复(一种MRI成像技术)
FNA	fine needle aspiration	细针抽吸
FSH	follicle-stimulating hormone	促卵泡激素
5FU	5-fluorouracil	5-氟尿嘧啶
FVC	forced vital capacity	最大肺活量
GGO	ground glass opacities	毛玻璃样混浊
GH	growth hormone	生长激素
GI	gastrointestinal	胃肠道
GIST	gastrointestinal stromal tumor	胃肠道间质瘤
GKRS	Gamma knife radiosurgery	伽马刀放射外科
GS	Gleason score	Gleason评分
GSM	gold seed marker	金种标记
GTR	gross total resection	总切除率
GTV	gross tumor volume	肿瘤总体积
GU	genitourinary	泌尿生殖系统
Gy	gray	Gray(放疗剂量单位)
H&P	history and physical	病史和体检
HCC	hepatocellular carcinoma	肝细胞癌
HDR	high dose rate	高剂量率
HNSCC	head and neck squamous cell carcinoma	头颈部鳞状细胞癌
HPV	human papillomavirus	人类乳头状病毒
HR	homologous recombination/hazard ratio	同源重组;危险比
ICRU	International Commission on Radiation Units and Measurements	国际辐射单位及测量委员会

IDL	isodose line	等剂量线
IGRT	image-guided radiation therapy	影像引导下的放射治疗
iGTV	internal gross tumor volume	肿瘤内靶区
ILD	interstitial lung disease	间质性肺炎
IMRT	intensity modulated radiation therapy	调强放疗
INR	international normalized ratio	国际标准化比值
IORT	intraoperative radiation therapy	术中放疗
ITV	internal target volume	内靶体积
IV	intravenous	静脉注射
IVC	inferior vena cava	下腔静脉
IVP	intravenous pyelogram	静脉肾盂造影
JROSG	Japanese Radiation Oncology Study Group	日本放射治疗研究组
KPS	Karnofsky performance scale	卡氏评分
kV	kilovolt	千伏
LC	local control	局部控制
LDH	lactate dehydrogenase	乳酸脱氢酶
LF	local failure	局控失败
LFT	liver function test	肝功能试验
LH	luteinizing hormone	黄体生成素
LPFS	local progression-free survival	局部无进展生存率
LQ	linear quadratic	线性二次方程
MDACC	MD Anderson Cancer Center	MD 安德森癌症中心
MeV	mega electron volt	兆电子伏
MFS	metastasis-free survival	无转移生存率
MLC	multileaf collimator	多叶光栅
Mm	millimeter	毫米
MMEJ	microhomology-mediated end joining	微同源介导的末端连接
MMSE	mini-mental state examination	简易精神状态检查法
MNLD	maximal nonlethal dose	最大非致死剂量
MRA	magnetic resonance angiogram	磁共振血管造影

MRCP	magnetic resonance cholangiopancreatography	磁共振胰胆管成像
MRI	magnetic resonance imaging	磁共振成像
MRN	MRE11 - Rad50 - NBS1	复合物：DNA 损伤修复通路有关
MS	median survival	中位生存时间
MTD	maximum tolerated dose	最大耐受剂量
MTP	mean target position	平均靶区位置
MU	monitor units	监控开机剂量
MV	megavolt	兆伏
MVCT	megavoltage CT	兆伏级 CT
MVD	microvascular decompression	微血管减压
NAA	N-acetyl-aspartic acid	N-乙酰-天冬氨酸
NAGKC	North American Gamma Knife Consortium	北美伽马刀联合会
NCCN	National Comprehensive Cancer Network	国家综合癌症网络
NED	no evidence of disease	无证据疾病
NF2	neurofibromatosis type II	神经纤维瘤病 II 型
NHEJ	non-homologous end joining	非同源端连接
NR	not reported	没有报道
NSAID	nonsteroidal anti-inflammatory drug	非甾体抗炎药
NSCLC	non-small cell lung cancer	非小细胞肺癌
OAR	organs at risk	危及器官
ODI	optical distance indicator	光学测距仪
OS	overall survival	总生存率
PALN	para-aortic lymph nodes	主动脉旁淋巴结
PCP	pneumocystis carinii pneumonia	卡氏肺囊虫肺炎
PDD	percent depth dose	百分深度剂量
PET	positron emission tomography	正电子发射断层摄影术
PFP	progression-free probabilities	无进展概率
PFS	progression-free survival	无进展生存率
PR	partial response	部分反应
PSA	prostate-specific antigen	前列腺特殊抗原

PTV	planning target volume	计划靶体积
QA	quality assurance	质量保证
QOD	every other day	隔天
QOL	quality of life	生活质量
RBE	relative biological effectiveness	相对生物学效应
RCC	renal cell carcinoma	肾细胞癌
RECIST	response evaluation criteria in solid tumors	实体瘤疗效评价标准
RFA	radiofrequency ablation	射频消融
RILD	radiation-induced liver damage	放射性肝损伤
RP	radical prostatectomy	根治性前列腺切除术
RPA	recursive partitioning analysis	递归分区分析
RPL	radiological path length algorithm	放射路径长度算法
RS	radiosurgery	放射外科
RT	Radiotherapy or radiation therapy	放射治疗
RTOG	Radiation Therapy Oncology Group	肿瘤放射治疗合作组
RUC	AMA Specialty Society Relative Value Scale Update Committee	美国医学会专业学会相关评价量表更新委员会
RVS	AMA Specialty Society Relative Value Scale	美国医学会专业学会相关评价量表
SABR	stereotactic ablative radiotherapy/ stereotactic ablative brain radiation/ stereotactic ablative body radiotherapy	立体定向放射消融治疗(脑部或体部)
SAHP	senescence-associated heterochromatin foci	衰老相关异染色体病灶
SBRT	stereotactic body radiotherapy	立体定向体部放射治疗
SD	stable disease	病灶稳定
SF	surviving fraction	存活分数
SMA	superior mesenteric artery	肠系膜上动脉
SRS	stereotactic radiosurgery	立体定向放射外科
STR	subtotal resection	部分切除
STS	soft tissue sarcoma	软组织肉瘤
SUV	standardized uptake value	标准摄取值
TIA	transient ischemic attack	短暂性脑缺血发作

TPS	treatment planning system	治疗计划系统
TRUS	transrectal ultrasound	直肠内超声检查
TSH	thyroid-stimulating hormone	促甲状腺激素
TURBT	transurethral resection of bladder tumor	经尿道膀胱肿瘤切除术
TURP	transurethral resection of prostate	经尿道前列腺切除术
TVT	tumor vascular thrombosis	肿瘤血管栓塞
U/S	ultrasound	超声
UA	urinalysis	尿液检查
USC	universal survival curve	通用生存曲线
USPSTF	US Preventive Service Task Force	美国预防服务专责小组
VCF	vertebral body compression fracture	锥体压缩性骨折
VEGF	vascular endothelial growth factor	血管内皮生长因子
VMAT	volumetric-modulated arc therapy	旋转容积调强治疗
WBRT	whole-brain radiation therapy	全颅放射治疗
WHO	World Health Organization	世界卫生组织
XR	X-ray	X线

通信名录

D. A. Larson
Departments of Radiation Oncology and Neurological Surgery,
University of California, San Francisco, 1600 Divisadero Street,
Basement Level, San Francisco, CA 94143 - 1708, USA
e-mail: DLarson@radonc.ucsf.edu

A. Vaughan · S.S.D. Rao
Department of Radiation Oncology, University of California
Comprehensive Cancer Center, 4501 X Street, Sacramento,
CA 95817, USA
e-mail: andrew.vaughan@ucdmc.ucdavis.edu

A. Pérez-Andújar, PhD
Department of Radiation Oncology, University of California,
San Francisco, 505 Parnassus Avenue, Suite L08 - D, San Francisco,
CA 94143 - 0226, USA
e-mail: perezandujara@radonc.ucsf.edu

M. Descovich, PhD
Department of Radiation Oncology, University of California,
San Francisco, Helen Diller Family Comprehensive Cancer Center,
Box 1708, 1600 Divisadero St, MZ Bldg R H1031, San Francisco,
CA 94143 - 1708, USA

C. F. Chuang, PhD
Department of Radiation Oncology, University of California
San Francisco- Mission Bay, 1825 4th Street Room M - 1215,
San Francisco, CA 94158, USA

D. R. Raleigh · P. Sneed
Department of Radiation Oncology, University of California,
1600 Divisadero Street, Basement Level, San Francisco,
CA 94143 - 1708, USA

I. J. Barani · D. A. Larson
Departments of Radiation Oncology and Neurological Surgery,
University of California, San Francisco, 1600 Divisadero Street,
Basement Level, San Francisco, CA 94143 - 1708, USA
e-mail: DLarson@radonc.ucsf.edu

D. R. Raleigh
Department of Radiation Oncology, University of California,
San Francisco, San Francisco, CA, USA

I. J. Barani · D. A. Larson
Departments of Radiation Oncology and Neurological
Surgery, University of California, San Francisco,
1600 Divisadero Street, Basement Level, San Francisco, CA
94143 - 1708, USA
e-mail: Igor.Barani@ucsf.edu

S. S. Yom
Department of Radiation Oncology, University of California,
San Francisco, 1600 Divisadero Street, Suite H - 1031,
San Francisco, CA 94143, USA
e-mail: yoms@radonc.ucsf.edu

S. E. Braunstein · S. S. Yom · A. R. Gottschalk
Department of Radiation Oncology, University of California,
San Francisco, 1600 Divisadero Street, Suite H1031,
San Francisco, CA 94143, USA
e-mail: steve.braunstein@ucsf.edu

D. R. Raleigh · A. J. Chang
Department of Radiation Oncology, University of California,
San Francisco, 1600 Divisadero Street, Suite H1031,
San Francisco, CA, USA
e-mail: changAJ@radonc.ucsf.edu

M. Wahl, *MD* · *A. J. Chang*, *MD*, *PhD*
A. R. Gottschalk, MD, PhD
Department of Radiation Oncology, University of California
San Francisco, 1600 Divisadero Street, Suite H1031,
San Francisco, CA, USA

M. Roach, *III*, *MD*
Department of Radiation Oncology and Urology,
University of California San Francisco, 1600 Divisadero Street,
Suite H1031, San Francisco, CA, USA

Z. A. Seymour · *R. A. Sethi* · *I.-C. J. Hsu*
Department of Radiation Oncology, University of California,
San Francisco, 1600 Divisadero Street, Suite H1031, San Francisco,
CA 94143, USA
e-mail: ihsu@radonc.ucsf.edu

S. E. Braunstein · *A. R. Gottschalk*
Department of Radiation Oncology, University of California,
1600 Divisadero Street, Suite H1031, San Francisco,
CA 94143, USA
e-mail: steve.braunstein@ucsf.edu

J. S. Chang · *R. A. Sethi*
Department of Radiation Oncology, University of California,
San Francisco, 1600 Divisadero Street, Suite H1031,
San Francisco, CA 94143, USA
e-mail: changj@radonc.ucsf.edu

I. J. Barani
Departments of Radiation Oncology and Neurological Surgery,
University of California, San Francisco, San Francisco, CA, USA